青少年性教育及咨询案例（小学版）

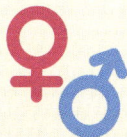

顾　问　郑晓瑛　姜　辉

主　编　武俊青　杨爱平

副主编　李玉艳　赵　瑞　蒋清昀　杨国军

编　委（以姓氏笔画为序）

于传宁　王　行　王　燕　王撬撬　李　华

李玉艳　李亦然　李晓霞　何文杰　杨雨田

杨国军　杨爱平　吴应轩　张俊国　陈　健

武香芝　武俊青　罗铭忠　金梦华　周　伟

周　颖　赵　培　赵　瑞　姜　楠　徐双飞

郭　静　黄　伟　黄凤珍　蒋清昀　蔡惠兰

人民卫生出版社

·北京·

图书在版编目（CIP）数据

青少年性教育及咨询案例：小学版 / 武俊青，杨爱平主编 . —北京：人民卫生出版社，2021.3
ISBN 978-7-117-29420-1

Ⅰ.①青…　Ⅱ.①武…②杨…　Ⅲ.①青少年教育 — 性教育 — 案例　Ⅳ.①G479

中国版本图书馆 CIP 数据核字（2021）第 038202 号

| 人卫智网 | www.ipmph.com | 医学教育、学术、考试、健康，购书智慧智能综合服务平台 |
| 人卫官网 | www.pmph.com | 人卫官方资讯发布平台 |

青少年性教育及咨询案例
（小学版）
Qingshaonian Xingjiaoyu ji Zixun Anli
（Xiaoxueban）

主　　编：武俊青　杨爱平
出版发行：人民卫生出版社（中继线 010-59780011）
地　　址：北京市朝阳区潘家园南里 19 号
邮　　编：100021
E - mail：pmph @ pmph.com
购书热线：010-59787592　010-59787584　010-65264830
印　　刷：人卫印务（北京）有限公司
经　　销：新华书店
开　　本：787×1092　1/32　印张：3
字　　数：67 千字
版　　次：2021 年 3 月第 1 版
印　　次：2021 年 6 月第 1 次印刷
标准书号：ISBN 978-7-117-29420-1
定　　价：39.00 元

打击盗版举报电话：**010-59787491**　E-mail：**WQ @ pmph.com**
质量问题联系电话：**010-59787234**　E-mail：**zhiliang @ pmph.com**

前言

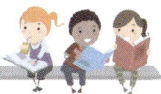

学龄儿童的生长发育,特别是性与生殖健康问题已经成为一个世界性的问题,我国作为世界上学龄儿童数量最多的国家也承担着相应的压力与责任。当今,学龄儿童性行为的开放和传统观念发生了巨大的碰撞,性与生殖健康相关问题及需求日益凸显,其性生理及性心理方面发生了很大的变化。学龄儿童比较关注的问题很多,如学龄期(6~12岁)需要提前掌握的是身体的变化。还有一些学龄儿童受不良的漫画、书刊、网络等媒体不健康信息的影响,其与性相关的知识、态度和行为对其也影响颇深,有的学龄儿童还出现了性早熟、自慰、摩擦癖、露阴癖、恋物癖等现象,所出现的问题得不到正确的解决,会对孩子今后身心发展带来危害。

中国几千年的封建历史,使人们长期受到封闭的性观念和传统文化的束缚,人们羞于谈性。很多学龄儿童的家长是独生子女,也没有接受过正规的性教育,但真正面对孩子性相关话题,或者孩子出现性问题时,家长可能会害怕、恐惧、回避,导致问题越来越严重。此时,为人父母者,最明

3

智和最有效的方法就是学习有关性健康的基本知识、端正自己的性态度,正确对待孩子的性问题。作为家长、教师及生殖健康咨询师等,应该在学习、生活中寻找恰当的时机,很自然地与孩子交流有关学龄儿童发育的知识,并适当地表明自己的观点和看法,给孩子以正面指导。这既能满足孩子对性健康知识的渴求,解决对性发育的好奇和神秘感,又能促进孩子对自身性生理和心理问题的理解,为他们提供及时、准确、个性化和易懂的信息和服务,保障他们获得性与生殖健康的教育和保健的权利,帮助他们规避风险的行为,提高学龄儿童的性与生殖健康水平。

　　本书分两部分,主要包括我们近 15 年为学龄儿童进行的性与生殖健康综合咨询的性教育的基本知识、理念、技能等,还有咨询的典型案例,并附一些试题和答案,便于考核生殖健康咨询师的知识和技能。本书的主要读者为生殖健康咨询师、心理咨询师、健康管理师、社会工作者、学校及社会的学龄儿童性教育者、学龄儿童及家长等。

　　本书在编写过程中,得到了国家卫生健康委员会、复旦大学、上海市计划生育科学研究所、国家卫生健康委员会计划生育药具重点实验室及中国计划生育 / 生殖健康综合咨询能力建设办公室有关领导的高度重视和大力支持;并得到了国家社会科学基金(项目编号:19BRK015)、国家卫生健康委员会能力建设和继续教育中心的基金资助。全体编委和编写人员为性与生殖健康案例的访谈、收集和整理,以及为本书的编写付出了辛勤劳动,谨在此一并致以崇高的敬意和衷心的感谢!

　　本书出版之际,恳切希望广大读者在阅读过程中不吝赐教,欢迎发送邮件至邮箱 renweifuer@pmph.com,或扫描封底二维码,关注"人卫儿科学",对我们的工作予以批评指正,以期再版修订时进一步完善,更好地为大家服务。

武俊青　杨爱平

2021 年 5 月

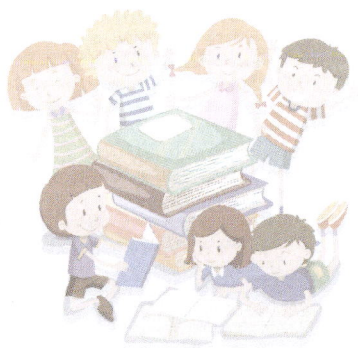

目录

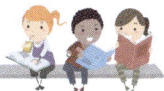

第一章

基本知识

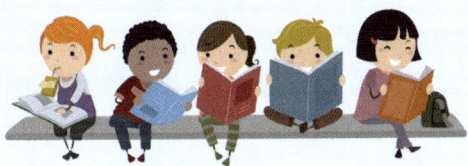

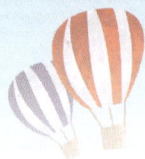

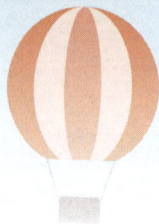

第一节　奇妙的身体

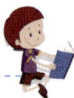

儿童生长发育受到遗传因素、环境因素、遗传和环境因素交互作用的影响,存在较大的个体差异,且儿童的生长发育具有一定的规律。生长发育是连续的阶段过程,不同阶段的生长发育具有不同的特点,生长速度也不同。儿童的生长存在两个高峰期,最明显的生长是在婴幼儿时期,其次是在青春发育期。儿童生长发育遵循由上到下、由近及远、由粗到细、由低级到高级、由简单到复杂的规律,其各个系统器官发育也不平衡,神经系统发育最快,生殖系统发育最慢。

小学生只有经历过成长的烦恼与痛苦后才能够真正长大,包括身体健康、心理健康和良好的社会适应能力。学龄期儿童的生长发育是美好的,与性相关的身体发育趋于成熟,充满了对异性的渴望。此期也是孩子的烦恼期,对其发育知识知之甚少,加上性心理发育相对滞后,还有与异性交往的困惑等,产生了很多矛盾与冲突,常常使小学生们苦恼。假如此时父母、学校和社会能够给予小学生正确的性教育和咨询指导,可以促进他们的身心健康。有研究建议,根据小学生不同的年龄及性教育的内容,主要包括如下方面。

水平一(小学 1~2 年级):生命孕育(精子和卵子)、染色体和性别、知道"我从哪里来"。

水平二(小学 3~4 年级):初步了解男女生生理结构和功能的差异认知;生命周期包括诞生、发育、成熟、衰老和死亡;学会保护自己。

水平三(小学 5~6 年级):学龄期儿童生长发育的特点;男女生不同的第二性征表现;女生月经初潮的基本知识(初潮年龄、周期、意义和影响因素);男生首次遗精的基本知识(遗精的年龄、频率、意义和影响因素);学龄期儿童的个人卫生;学龄期儿童性与生殖健康相关问题的咨询指导。

无论哪个水平,要针对小学生的具体情况,做好"异性交往的规则和禁忌、对自身隐私部位的认知、儿童性侵犯的防范知识等"。

一、男生与女生的区别

小学生一般年龄在 6~12 岁,此时期儿童进入学校学习,为学龄期儿童。在这一阶段,他们已经很清楚地知道男女差别,也对此充满着好奇心。学龄期儿童,男生和女生之间最明显的性征差异是生殖器官。男女的生殖器官在胚胎时期已经形成,这种生来具有的两性生殖器官的特征称为第一性征。决定第一性征的是遗传物质,即染色体。男生和女生除了第一性征外,身体的其他部位没有明显的不同。

在染色体层面,人类具有 23 对 46 条染色体,常染色体:22 对 44 条,主要调控身体的发育;性染色体:1 对 2 条,与性别相关,通常用"X"和"Y"来表达,人的性别是由性染色体决定的,只要没有 Y 染色体就是女性,只要有一条 Y 染色体,就是男性。

男女两性生殖器官的组成和结构尽管不同,但主要组成部分和功能有相似之处:一类是性腺;另一类是附性器官。男性的性腺是睾丸,女性的性腺是卵巢。性腺具有双重"使命":一是产生精子或卵子;二是分泌性激素。性激素是有助于附性器官的发育与生长。附性器官的功能是参与完成性行为和完成新生命的形成与孕育。男女性的生殖器官分为内生殖器和外生殖器,都具有不同的功能。

在生殖系统层面:男性的内生殖器包括睾丸、输精管道和附属腺体。其中最主要的性器官是睾丸,能够产生精子和分泌雄性激素。输精管道则又包括附睾、输精管、射精管和尿道等。附睾具有储存精子和使精子最终完全成熟的功能。输精管是附睾管的延续,承担着运输和储存精子的作用。射精时,精子通过上述管道后,再经尿道最终排出体外。附属腺体包括精囊腺、前列腺、尿道球腺和尿道旁腺。精液的液体成分大部分来自这些腺体,其中包含供养精子的大量营养成分。男性的外生殖器官主要包括阴茎和阴囊。阴茎兼具性生活、排尿和排精三大功能。阴囊的主要功能是为睾丸提供一个适于精子生长的最佳温度环境,并能够保护睾丸以防受伤。

女性的内生殖器从外到内由阴道、子宫、输卵管和卵巢组成。其中最主要的性器官是卵巢,位于子宫的两侧,能够产生

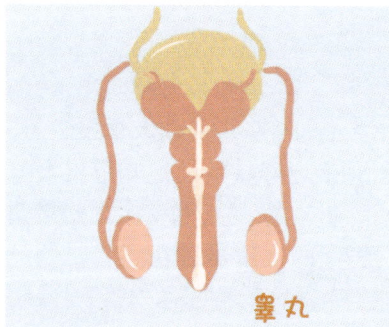

睾丸

卵细胞和分泌雌性激素。输卵管是一对以平滑肌为主的细长的管道,内侧与子宫角相通,外端游离的末端有许多手指状突起,称输卵管伞,这些伞伸向卵巢,具有把女性每月排出的卵"拾起来"输送到输卵管的作用。输卵管是男性精子与女性卵子相会、结合的场所。阴道是女性性生活的器官,也是月经血向外排出的通道和胎儿分娩的产道。子宫是胚胎发育的场所。女性的外生殖器,也称外阴,包括阴阜、阴唇、阴道前庭、前庭大腺和处女膜。在阴阜上生有阴毛,多呈梯形、倒三角形分布,具有调节局部温度和缓冲身体碰撞时的冲击力的作用。阴唇皮肤上也覆盖有阴毛;小阴唇是大阴唇内侧的皮肤皱褶,无阴毛生长。阴道前庭是两侧小阴唇之间的一个菱形区域,其前方有尿道口,尿液由此排出;其后方有阴道口,阴道口的两侧是前庭球。前庭大腺是小阴唇内下方的一对小腺体,其腺管开口于小阴唇与处女膜之间的沟内。处女膜是未婚、未有性生活的女性覆盖于阴道口的一层薄膜,没有生理功能。有的女性出生时就没有处女膜,有的女性因激烈运动、外伤、安放月经棉条等情况下容易导致处女膜撕裂。

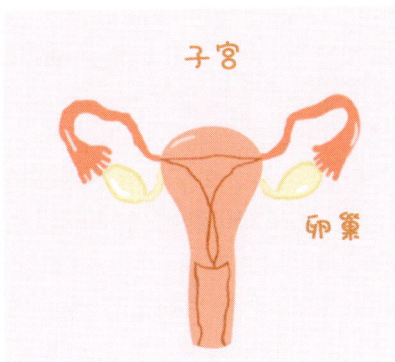

二、我们是怎么来的?

1. 精子 精子是由男性的睾丸精曲小管中的精原细胞产生的,是精液的重要组成部分,也是人类得以延续的主角之一。在出生后的很长一段时间,这些细胞没有实质性作用,随着年龄的增长,这些精原细胞开始分裂成为精子细胞,进而最终成为成熟的精子。它带着一个小尾巴,所以很多时候我们称它为"小蝌蚪",尾巴的活动可以让精子动起来,而它的头部可以携带男性遗传基因,这就是为什么我们总能继承爸爸的一些特征的原因。

2. **卵子** 卵子是由女性卵巢产生的,女孩出生前就有数百万个初级卵母细胞,随着慢慢长大,成年后还有 10 万多个,初级卵母细胞被原始卵泡包裹着,在女孩逐渐长大及性激素的影响下,每个月就有一颗成熟的卵子从卵巢排出到输卵管。卵子是我们生命得以延续的另外一个重要主角,也是为什么我们总能继承妈妈的一些特征的原因。

3. **生命的孕育——精卵结合** 精子和卵子结合,也就是受孕或受精的过程,男性的精子进入女性的阴道,依靠尾部摆动向子宫游移,然后再进入输卵管,男性每次射出的精液中含有数亿个精子,精子能够克服重重阻力,到达输卵管,与卵子结合形成受精卵,这时候,一个新的生命就开始孕育了。生命的孕育是一件奇妙而且美好的事情,我们每一个个体都是爸爸和妈妈相爱的爱情结晶。

三、身体的变化

随着慢慢长大,这一阶段我们的身体会发生一系列的变化,而这些变化都是正常的,我们要学会接纳和正确应对。这一阶段男孩和女孩的身高、体重会有一个更加明显的快速增长期,有些会出现经常摔跤和生长痛的状况,第二性征开始发育,男孩睾丸和阴茎陆续变大,阴茎周围开始出现阴毛,最常见的是 12 岁时发生这种变化;女孩乳房开始发育,通常乳房开始发育的最早年龄是 8 岁,平均年龄是 11 岁,最迟的年龄是 13 岁,有的是一侧,有的是两侧,表现为乳头突出,偶然在乳晕下有硬块,少数有轻微触痛,数月后即可消失,这是正常现象,继而发生月经初潮(近年来月经初潮年龄有所提前)等。这些变化在小学生中就存在,但是在中学阶段发生较多,我们将在《青少年性教育及咨询案例(中学版)》中做重点阐述。小学生们要知道这些现象都说明我们是在长大的表现,如果遇到问题可以向家长、老师、心理咨询师或生殖健康咨询师求助,不用太过紧张。同时,学校及家庭应该做好该阶段小学生的答疑解惑和心理支持工作。

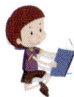

第二节 营养均衡很重要

一、膳食特点

人体所需要的各种营养成分主要靠膳食来提供。膳食搭配的合理与否,直接关系到小学生生长发育的好坏、体质的强弱,乃至今后的寿命长短。学龄期儿童的心理、生理、智力及行为变化最明显,他们的生殖系统开始发育并逐渐成熟,不但身体生长快,而且生殖系统开始发育,第二性征逐渐出现。此时的儿童食欲旺盛,就连平日食欲最不好的孩子此时的食量也会明显增加。这一阶段的学生活动量大,学习负担重,与社会各方面的接触增多,机体对能量和营养的需求高于成年人。因此对营养的需求有其特殊性,其膳食特点包括如下方面。

(一) 供给充足的能量

因为课程多,时间安排也紧,学生用脑强度大,且活泼好动,这些都要消耗大量的热能,同时还要满足生长发育的需要。因此,要供给营养丰富的平衡膳食。我国营养学会建议儿童热能供给量为:7~10 岁 1 800~2 100 千卡,10~13 岁 2 300 千卡,故每日要从膳食中摄取所需要的能量在 1 500~2 500 千卡。

(二) 供给充足的蛋白质

蛋白质是人体组织细胞的基本成分,其需要量与食物蛋白质的各种氨基酸构成有密切的关系。儿童正处于生长发育旺盛时期,所需蛋白质最多,对各种氨基酸的需求量按单位体重计算高于成人。我国营养学会建议儿童每日蛋白质摄入量 5~6 岁为 50~55 克,7~10 岁为 60~70 克,10~12 岁为 70~75 克。

(三) 要有充足的膳食钙

学龄期儿童面对第二次生长发育高峰,身高的增长主要是长骨的生长,骨骼的发育要有充足的钙质。我国营养学会建议儿童钙供给量 6~10 岁为每日 800 毫克,10~12 岁为每日 1 000 毫克。我国膳食中奶类较少,钙质主要来源于蔬菜和豆制品,学龄期儿童每日要从膳食中摄入钙至少 1 200 毫克,比其他年龄组都要高。要倡导学龄期儿童的膳食中要有奶、奶制品和虾皮,以增加钙的摄入。

(四) 需补充铁元素

学龄期儿童生长发育旺盛,造血功能大大增加,对铁需求较成人高。我国营养学会建议铁的供应量 6~12 岁的儿童每日 10~12 毫克,若从食物中摄入不足时,可用含铁的强化食品或铁制剂来补充,以满足生理需要。特别需要说明的是学龄期有的发育较早的女孩开始来月经,铁的丢失多,膳食中要注意补充富含血红素铁的食物,如瘦肉、动物肝脏、血豆腐等,同时还要补充含维生素 C 多的新鲜水果和蔬菜,以促进铁的吸收。

(五) 微量元素锌可促进性发育和体格发育

国内的调查发现,我国儿童缺锌的现象十分普遍,我国对锌的供给量 4~6 岁儿童每日需要锌 6~10 毫克,7~12 岁为 10~15 毫克,学龄期儿童每日锌的摄入量为 15 毫克,较其他年龄的儿童多 5 毫克。建议选用含锌比较丰富的海产品或肉、内脏、坚果等食品。

真正健康的膳食不可忽视饮食的合理搭配。家长们要特别注意学龄期儿童要想在这一阶段身体得到充分发育,千万不可忽视合理的营养搭配。学龄期儿童对营养素和能量的需求较成人多,一般情况下,学龄期儿童每日需要热量为 10 500~12 550 千焦,这些能量的 46% 来自蛋白质。糖类主要来自一日三餐的主食。任何一种食物都不可能满足人体所需要的全部营养,要使膳食构成合理化,就需要科学搭配,充分利用各种食物的营养互补作用。

二、在日常饮食中应注意的原则

(一) 倡导饮食多样

合理营养对学龄期儿童的健康成长及学习有着很重要的意义。按营养学要求,学龄期儿童一日的膳食应该有主食、有副食,有荤、有素,尽量做到多样化。合理的主食,是除米饭之外,还有面类制品,如面条、馒头、包子、饺子、馄饨等。根据营养专家建议,在主食中可掺食玉米、小米、荞麦、高粱米、甘薯等杂粮。早餐除吃面粉类点心外,还要坚持饮牛奶或豆浆。

(二) 注意营养平衡

粮食 300~500 克,肉、禽类 100~200 克,豆制品 50~100

克,蛋 50~100 克,蔬菜 350~500 克。还应多吃水果和坚果类食品,每周也应选择食用香菇、木耳、海带、紫菜、海产品等菌藻类食物。学龄期儿童需要钙较多,应多吃些虾皮、糖醋排骨、油煎小鱼(鱼骨可食)、喝骨头汤等,通过饮食来补充学龄期儿童骨骼生长所需要的钙及其他的矿物质等。

(三)安排好一日三餐

安排好学龄期儿童的早餐很重要。因为早餐与前一天的晚餐相隔时间比较长,此时胃早已排空,应及时进餐,使血糖维持在一定的水平。人的心脏和大脑活动所需的能量是直接由血中的葡萄糖供给的,如果不吃早餐或吃得很少,人体会出现饥饿感,小学生上课会精力不集中,学习效率差等表现,严重者还会有头晕、乏力、出虚汗等低血糖反应。早餐既要吃好,又要吃饱。吃饱才能提供充足的热量,吃好才能供给丰富的营养。主食要吃些含糖类丰富的食物,如馒头、面包、豆沙包等,同时还要进食富含蛋白质的食物,如鸡蛋、牛奶等,并应保证每天进食一定量的蔬菜、水果和坚果。午餐既要补充上午的能量消耗,又要为下午的消耗储备能量。因此,午餐食品要有丰富的蛋白质和脂肪。至于晚餐则不宜食过多的蛋白质和脂肪,以免引起消化不良而影响睡眠,或者导致肥胖。晚餐以吃五谷类的食物和清淡的蔬菜较适宜。专家建议,每餐的热能早餐占 30%,午餐占 40%,晚餐占 30% 较合适。特别强调早餐吃好,午餐吃饱,晚餐吃少。

(四)强化荤素搭配

合理的粮菜混食、荤素搭配,不仅可使人体所需要的营养成分齐全,相互得到互补作用,而且食物的多样化可促进食欲,增进机体对营养素的吸收和利用。膳食营养素的摄入量可参考中国营养学会推荐的"每日膳食中营养素供给量"来对照衡量。食物金字塔共四层,第一层是谷类食物,第二层是水果、蔬菜,第三层是肉、蛋、奶、家禽、鱼、豆制品,第四层是油和糖。我们应该按照食物金字塔的比例来选择食物,第一层的食物应该最多吃,其次是第二层,第三层的食物要吃得适量,第四层的食物每天要少吃。

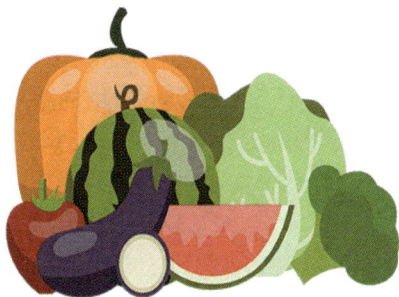

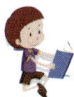

第三节 肥胖问题不可忽视

一、肥胖势头猛

在我国,随着人们生活水平的提高,以及行为、生活方式和膳食结构的改变,肥胖的检出率呈逐年增加的趋势。最近几年,肥胖不仅开始在大城市全面流行,而且有向乡村蔓延之势。2011 年,7~22 岁城市男生、城市女生、乡村男生、乡村女生肥胖检出率分别为 13.33%、5.64%、7.83%、3.78%。目前我国儿童已进入肥胖的全面增长期,肥胖检出率继续大幅度增长。中国城市学生已进入肥胖快速流行早期,中国乡村学生肥胖率目前虽然不高,但其发展速度,也已向我们提出了明确的挑战。城市、县镇、乡镇、农村学校学生的身体形态肥胖比例依次递减,分别为 12.2%、9.6%、6.9%、6.4%。男生肥胖的比例略高于女生,有调查显示四年级和八年级男生肥胖比例相同,均为 10.7%;而八年级女生肥胖比例略高于四年级女生。

二、肥胖原因

目前对儿童肥胖的病因不完全清楚,但是大多数研究表明,肥胖是遗传因素和环境因素共同作用的结果。

1. 遗传因素　儿童肥胖大多都与父母的遗传有很大关系。父母的体质遗传给子女时,并不是由一个遗传因子,而是由多种遗传因子来决定子女的体质。有报道称双亲中一方是肥胖者其子女患肥胖的概率约为 50%,而双亲都为肥胖者其子女肥胖率增加到 80%。

2. 心理因素　由于学业的繁重,以及家长对他们的学习及其生活的压力等原因,儿童为了解除心情上的烦恼及情绪上的不稳定,不少人用吃来发泄,引起饮食过量而导致肥胖。

3. 营养过度　食物结构不合理,经常食用三高食品,即高热量、高脂肪、高蛋白质食品,喜欢吃油炸食品,导致热量摄入量过多,从而产生肥胖。

4. 吃饭过快　吃饭过快不仅会导致肥胖,而且会引发消化不良以及胃痛。

5. 运动不足　孩子只吃不动,能量消耗少,就会产生营养和能量过剩,导致肥胖。而且很多儿童习惯于久坐,过多地看电视和较少的户外活动,也会导致脂肪在体内过多堆积。

6. 其他因素　如不吃早餐、营养不平衡等。有些小学生早上吃开水泡饭和咸菜,虽然有饱腹感,但不能满足上午生理的需要量;吃过多的公认的"垃圾食品",也是导致肥胖的重要原因之一。

三、肥胖的危害

肥胖作为一种危害健康的慢性疾病,对儿童的身心和健康都会产生较大影响。根据资料显示,美国西部儿童患有2型糖尿病的人数在10年内翻了10倍,说明糖尿病已经不再是中老年人的"专利"。国内外研究表明,肥胖与总胆固醇、三酰甘油、低密度脂蛋白的水平呈正比,并提示儿童可能引起高脂血症及动脉粥样硬化,易导致冠心病动脉栓塞和脑血管意外的发生。肥胖同样能引起糖代谢综合征,许多资料显示肥胖的儿童空腹血糖明显高于正常体重者,并伴有高胰岛素血症。肥胖儿童的收缩压和舒张压显著高于正常体重的儿童,不少资料显示肥胖儿童心肌收缩力指数低于对照组,提示肥胖儿童的心室收缩功能有减退的趋势。同时肥胖儿童肺活量和每分通气量也明显低于正常体重组的儿童,肺活量指数低于正常儿童。还有B超检查显示重度单纯性肥胖人群有40%~60%会出现脂肪肝的现象。不少学者还认为成年高血压、高脂血症始于儿童时期,存在"轨迹"现象。

四、肥胖是性发育的隐形杀手

近年来,大量的研究显示,儿童肥胖和性发育之间存在关联,尤其是肥胖与女童性早熟之间的关系已被研究人员明确认识,表现为:与正常体重女童相比,肥胖女童性早熟检出率较高,且青春期提前的女童较正常发育女童或青春期延迟的女童脂肪含量高。与正常体重女童相比,肥胖女童的第二性征发育时间提前,而性早熟则会带来一系列危害,近期影响如月经来潮提前等,远期直接影响其成年后的身高等,同时一些远期的生殖方面的危害目前还尚不明确。对于男童,肥胖对其生殖方面的影响目前还存在争议,有研究认为会导致性早熟的发生,但也有研究发现发现肥胖与男童睾丸体积及阴毛发育之间存在负相关,如儿童肥胖性性发育不良症等,他们的内脏器官不断地脂肪化,垂体的脂肪化会使促性腺激素的分泌减少,影响雄性激素的分泌和释放,致使血中雄激素与雌激素的比例失调,泌乳素增高,内分泌紊乱而导致睾丸发育不良、阴茎海绵体发育不良,出现阴茎短小、肥胖男孩女性化等。因此,早期关注肥胖问题具有重要意义。

五、肥胖的预防

要防止肥胖,必须消除肥胖的原因。属于内分泌失调引起的肥胖应以治疗为主。若是单纯性肥胖,在生活中应积极做到以下几点。

(一) 培养健康合理的饮食习惯

1. 制订膳食计划,对摄入能量进行严格控制,避免进食高脂肪、高热量和高蛋白的食物。

2. 对摄食行为和食物烹调方式进行调整。

(二) 积极参加体育运动

1. 遵循安全有趣、价格便宜、持之以恒、有效减少脂肪的原则。

2. 有氧与无氧运动交替进行。每天不仅要增加运动量,而且要延长运动时间。

3. 推荐运动方式,如走路、跑步、游泳、骑车、跳绳、跳舞、打篮球、踢足球、游泳、爬山等活动。

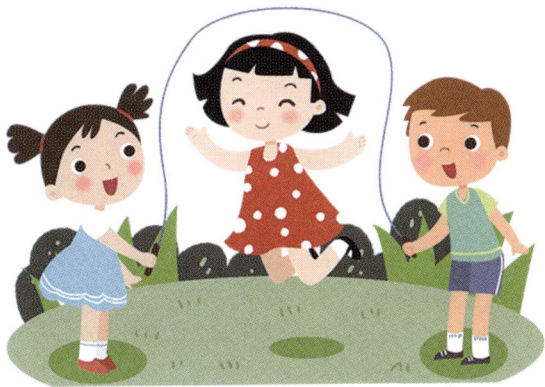

(三) 积极进行行为矫正训练

1. 找出个体导致肥胖的因素,确定矫正目标,制定矫正速度,正负诱导结合。

2. 创造有助于坚持体重控制训练的环境。

(四) 加强学校健康教育

1. 将肥胖干预措施纳入学校工作计划。

2. 加强健康教育,使学校领导和教师都能认识到合理营养、体能运动和学生身心发育的关系,积极倡导和推广减肥运动。

3. 让学生掌握营养和肥胖控制的知识和技能,改变不良的饮食习惯。

4. 促进学生自觉地选择健康的营养模式和生活方式。

(五) 加强家庭整体参与

1. 通过健康教育,使家长真正认识到儿童肥胖的潜在危险。

2. 改变家庭的不良饮食习惯和生活方式。

第四节 儿童安全需警惕

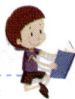

一、异性交往的规则和禁忌

随着儿童的生长发育,小学生生理和心理发生了变化,身体的发育不仅带来了成长喜悦,有时候也会带来烦恼。特别是发育到一定程度后,男孩出现首次遗精,女孩出现月经初潮,加上人体生殖激素的内部刺激,有时便会发生性梦,更加向往与异性的交往,交往的对象往往是身边的人。碰到两性交往时,心里既感到开心,也会感到担忧,感到无奈。这些担忧和无奈可能来自于异性朋友、异性同学,也可能害怕老师、同学和家长的知晓,以及他们的讥讽和谴责。部分小学生充满对异性的渴望,而心理又很封闭,理想与现实经常冲突,烦恼很多。特别是与异性朋友的交往所产生的困惑、与父母间的矛盾与冲突等,常常给学龄期儿童的生长发育带来苦恼。如果学校、家长乃至社会,充分理解"性是源,性是本,性是与生俱来的,性是幸福的源泉",能够坦诚和小学生交流生长发育的知识与规律,能正确地与小学生沟通,交流和正确指导他们和异性交往的知识、技能和规则等,那么孩子们的心理冲突、心理困惑、遭遇性侵乃至性罪错就会少得多。因此,如何在小学时期加强对孩子的异性交往教育,学会如何跟异性正确交往,是不能忽视的两性教育,这并不是说要给学生们上特别复杂的生理课,而应该着重给学生提供及时、正确、针对性强、个性化和易懂的性知识,树立正确的性观念,并积极引导学生掌握正确的两性交往的知识,树立正确两性交往的态度,解决两性交往的困惑,明白哪些接触是正常的交往,哪些行为应该适当注意,让小学生从小正确看待男女关系,遵守与异性交往的规则。

(1)交往双方一定要相互信任,互相尊重。由于男女之间在气质、性格、身体、爱好等方面都有着较大的差异,因而异性间的交往是非常敏感的,这就需要异性同学在交往过程中,要互相理解、互相信任、互相尊重,彼此做到"不失足于人,不失色于人,不失心于人",这样男女同学真诚友谊才有保障。

(2)我们既要反对男女之间"授受不亲"的传统观念,又要注意"男女有别"的客观事实。男女同学之间,只要是正当且纯正的友情,完全是可以堂堂正正的往来接触,并且一举一动都要大方得体,不能过于随便。

(3)要从思想和行为上分清友谊与爱情的界限。因为人总是有感情的,在友谊和爱情之间并没有一条不可逾越的鸿沟,超过一定的限度,就会分不清哪种是友谊,哪种是爱情。

(4)应多参加集体活动,若是单独相处时,一定要注意选择好环境和场所,尽量不要在偏僻、昏暗处长谈。如果在房间里单独相处,不要插门或锁门,以免引起他人的猜测或误解。

(5)相处中的男女同学要自尊、自重,有自制力。人际交往的两性道德原则还是必要的。女生在与异性相处时,一定要保持自尊、自爱的美德,既要有女性的荣誉感,又要善于自我保护。作为男生则应更加谨慎,善于克制,这样意外情况就能所避免。

总之,在与异性同学的交往中,注意言行谨慎,把握分寸,是可以存在真诚友谊的。

二、对自身隐私部位的认知和保护

随着对儿童性侵案件的频发,让很多家长、老师和抚养人等觉得防不胜防,单凭让孩子远离,甚至是恐惧陌生人其实是很困难的。一是因为性侵案件多发于熟人、朋友,甚至是亲戚,而并不是所谓的"怪叔叔"。二是会让孩子从小产生恐惧社交。其实我们要做的是从最根本、从孩子的意识上为他们建立起防线,要让孩子们知道什么是自身的隐私部位,如何提高风险意识。在幼儿园及其小学期间要学会隐私部位的保护等。

(1)了解和掌握隐私部位的概念。隐私部位是指人体出于礼仪、得体和受尊重,在公共场合和常规环境中被衣服覆盖的部位。隐私部位主要涉及生长发育过程中与性及生殖有关的部位,还和性兴奋、生育、清除排泄物等部位相关,包括臀部、肛门和会阴。男性特指阴茎和阴囊,女性特指阴道、胸部乳房等,这些部位是绝对不可以给别人看和触摸的。必要时,得到父母的同意。

(2)参与性学习隐私部位的方法非常重要。旨在让孩子了解身体的隐私部位,知道要保护自己并尊重别人的隐私,增强自我保护意识。建议父母、老师、心理咨询师及生殖健康咨询师等使用图片、模具和教具与孩子交流。首先要让孩子认识自己的身体,知道各部位的名称,包括哪些部位是最重要的、最隐私的,是不能随意看和碰触的。也可以一边画画、一边讲解隐私部位的名称和功能,如在给孩子洗澡或穿衣服时,也可以给孩子关于隐私部位的教育和指导。

(3)重点教育孩子不可以让别人看和触摸自己的隐私部位。可以和小朋友做游戏,如老师或家长问:"宝贝,你知道我们身体的哪些部位是不能让别人随便看,看了很难为情,更不能让人随便摸且有危险的？"同时,给孩子提供卡通图片及纸张,告诉她/他:"请将不能让别人随便看、随便摸的部位用小花或者纸片遮盖起来。"通过正确的练习和引导,让孩子把胸部、臀部、生殖器等部位用"小花"遮盖起来,真正了解隐私部位。可以明确地告诉孩子:如果别人拉你的手,亲你的脸,摸你的头时,你对任何的抚摸或接触感到不舒服,都可以说"不",并立即想办法"走开、呼喊救命"等。除此之外,也应该告诉孩子:我们也不应该随便去触碰他人的隐私部位,并告诉他们这是不文明的行为,会侵害别人的隐私权、保密权和安全权。

(4)除了掌握隐私部位,也要强调孩子的口唇、鼻、耳根、胸部、颈部等都是他人不可以随意触碰的地方。有的父母喜欢让孩子被亲友"抱一抱、拍一拍、搂一搂和亲一亲",以此显示亲热和友谊,对孩子表现出的抵触情绪不以为然,还教导孩子"要听话""亲一下不要紧"。然而,正是这些举动,可能会使孩子不了解自身的权利。当父母和抚养人不在场时,错将其他长辈、家长的朋友和陌生人的性侵和猥亵行为认为是表示友爱的一种方式,错认为自己应该要"听话",因此选择了不抵抗和不报告等。

(5)让孩子们建立风险意识。良好的风险意识比让孩子认识自己隐私部位更加重要。隐私部位对于他们来说还是一个新的概念、新的知识,如果他们没有建立好的风险意识,这些概念、知识就像是虚无渺茫的,是无法真正保护他们的自身安全的。建立孩子的风险意识体现在日常生活中,比如:在给孩子洗澡的时候告诉他们:"现在爸爸妈妈可以看你的身体,抚摸你的身体,是因为我们是你最亲近的人,并且我们是为了给你清洗身体;若你生病了,到了医院,只有在爸爸妈妈的监督下,医师、护士才可以看和触摸你的身体,因为他们要给你治病。但除此之外,无论是谁,哪怕是我们的亲戚,你的老师,爸爸妈妈的朋友等,首先要经过我们的同意并且你自己也愿意,才可以触碰你。"值得注意的是,现在发生的儿童性侵案件中,熟人作案占70%,这表示,孩子们的防范意识绝不仅仅限于我们常常提到的"怪叔叔",必须扩大范围防范。

三、儿童性侵犯、性侵害和自我防护

世界卫生组织(World Health Organization,WHO)规定: "儿童性侵犯"是指儿童卷入参加不能够完全理解的性活动,或因不具备相关知识而同意的性活动,或因发育程度限制而无法知情同意的性活动,或破坏法律或社会禁忌的性活动。侵犯者因其年龄或身心发育程度相对处于强势地位,他/她既可以是成年人也可以是儿童;既可以是承担照顾责任、被儿童信任的熟人,也可以是以暴力相胁的陌生人。侵犯者与儿童的性活动只是为了满足侵犯者自身的需要,包括:①利用或强迫儿童从事任何性活动;②剥削利用儿童进行不健康表演或观看不健康网站。该定义强调侵犯者与儿童之间的权力差距,将性活动扩展到了非身体接触,强调性侵犯不仅侵犯了儿童的身体边界,更侵犯了儿童支配自己身体的权利与意志,更是侵犯了儿童的隐私权、保密权和安全权等。

1. 了解和掌握儿童性侵害的概念和法律保障　"儿童性侵害"是指任何人采用威胁、暴力、诱骗或其他手段对待儿童,以达到性骚扰、性接触或发泄性欲的目的。性侵害对儿童身体健康、心理健康,以及社会适应能力都造成强大的负面影响,家长、学校、社区及社会应多加防范,保障儿童的健康成长。

《未成年人保护法》第四十六条规定:"未成年人的合法权益

受到侵害的,被侵害人或者监护人有权要求有关部门处理,或者依法向人民法院提出诉讼"。儿童及其家长一定要明确,依靠法律是预防性侵害的首要原则,是儿童自我保护的必备武器。依靠法律,弄清什么是合法,什么是违法;什么是受到侵害,还要弄清家庭、学校、社会、司法对未成年人保护的内容和法律责任。

2. 儿童性侵害的预防 主要的预防措施包括如下方面:

(1)指导孩子保持高度的警惕,穿着尽量不应太暴露,言行应得当。

(2)让孩子知道身体某些部位属于个人隐私,别人是不可以随意触碰的,比如胸部、两腿之间的私处、臀部等。告知孩子隐私权、安全权和保密权的真正内涵。

(3)不要与异性单独会面。对于不当或者不舒服的身体接触,教会孩子如何勇敢地说"不"。

(4)让孩子知道不正当的触摸,既可能来自陌生人,也可能来自熟人。

(5)不搭乘陌生人的车辆。不让孩子独自在无人的场所逗留。

(6)上学、放学或出去玩,要结伴而行,不去树林、山洞等偏僻的地方。

(7)不去营业性歌舞厅、通宵电影院等潜伏不安全因素的地方娱乐。

(8)面对性侵害,要积极寻求帮助,记住罪犯的特征并及时报案。学会用智慧保护自己。

3. 儿童性侵害的处理办法和危机处理 主要处理办法包括如下方面:

(1)当孩子受到性侵害时,孩子可以向老师和家长寻求帮助。若孩子没有直接寻求帮助,父母可以寻求学校老师、社区的协助处理,或直接寻求警方的帮助。

(2)需注意的事项:①处理问题时,应维护孩子的隐私与尊严,顾及孩子的感受,避免造成二次伤害。②一定要了解事实,鼓励孩子说出事情的真相、具体的细节,并给予心理支持与安全感。

危机处理方法:①保存好受侵害的证据。②安排孩子到医院进行检查和治疗。③带孩子接受性与生殖健康咨询师或心理咨询师的辅导。

4. 给予孩子充分的心理支持 ①要认真倾听孩子的讲述,不打断孩子说话,不随便下结论,做到保持价值中立,理解孩子的感受,相信孩子的话,肯定他/她所说的。注意孩子的语音、语调、语气和语速,也一定要关注孩子的非语言表达。②告诉孩子他/她没有错,他/她依旧是好孩子。③表达老师、父母和生殖健康咨询师等的关心和爱意,给予孩子获得感、安全感和幸福感。④请学校老师、家长和生殖健康咨询师充分配合开导。⑤请专业人士帮助咨询。注意采用生殖健康咨询中的四大理念"以人为本、价值中立、坦诚谈性和综合咨询",同时适宜地采用五大技巧"提问、倾听、释义、语言和模具、教具技巧"。

四、父母对儿童的保护作用

儿童的性和生殖健康教育不可能只依赖社会一方来实现,在这一过程中特别需要家庭、学校和社会三方的共同努力,其中家庭是性教育的基本场所,家长对自己孩子基本情况的了解是最全面的,而且家庭教育更具有针对性、连续性和生活示范性。父母应该是保护儿童权利(包括性权利)的首要责任人,就儿童的安全,包括性安全起着重要作用。父母保障儿童性安全的主要原则如下:

1. 父母要维持正常的家庭生活作息,注意孩子行踪与交友,保障孩子安全。

2. 要与孩子建立良好的互动关系,这样有助于孩子在有问题时,及时反馈给父母。

3. 要相信孩子的直觉,不要以为孩子的想象力丰富或者夸大,就忽略了孩子受到侵害的事实。

4. 要允许孩子对家长说"不",让孩子懂得如何正确地拒绝。

5. 要让孩子学会随机应变。加强自身的修养,在学习和日常生活中,学会自我检查、自我监督和自我鼓励,不断提升良好的应变能力。

6. 要让孩子明白伤害他/她不只限于陌生人,也可能是周围熟悉的人。

7. 如果孩子不幸受到侵害,要与学校、社区乃至社会人员配合进行辅导,重建孩子的信心与安全感。

8. 指导孩子发现人性的光明面,学会爱护自己,关怀他人。

9. 保护孩子的生活环境,远离暴力,远离色情。

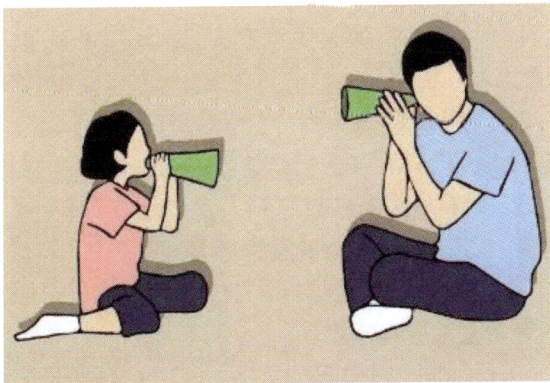

五、需要知道的安全常识

1. 助人为乐时要保持警觉,必要时找同学结伴同行或请认识的大人帮忙。

2. 看到可疑的陌生人靠近时,应立刻报告老师、父母和邻居等。

3. 父母不在家时,不能开门让陌生人进入屋内。

4. 无论何种情况,绝不乘坐陌生人的车,拒绝陌生人的接送。

5. 不得已接听了陌生人的电话时,不要让对方知道父母不在家。

6. 不要太早或者太晚回家,天黑时不要外出游玩。

7. 避免单独去人少的地方。

8. 不要随便接受陌生人的赠予。

9. 学会拨打求救电话,如 120(急救)、119(火警)、110(公安报警)、122(交通事故报警)。

10. 进入楼梯、电梯间时,如有可疑的陌生人尾随,先不要上楼,等待陌生人离开。

11. 遭遇坏人时,如果周围有人,要大声喊叫,以引起他人的注意。

12. 遭遇坏人时要保持冷静,不要冲动,假装与坏人合作,取得坏人的信任后寻找机会逃走。

13. 遭遇坏人时找机会逃到人多的地方求救,或者躲进商店、民宅、保安室、居委会或者警局等地方。

14. 若在公共场所遭遇坏人时,积极寻找任何服务人员的帮助,并快速向警方求助。

15. 在校期间学生不得无故离开学校,有事外出必须向老师请假。

16. 学生上课要遵守纪律,要听从老师的指挥,特别是体育课、活动课等,应在老师的指导下安全地使用体育器材。

17. 课间玩耍不打闹追逐,严禁爬围墙、爬树、爬走廊栏杆、爬校门等。

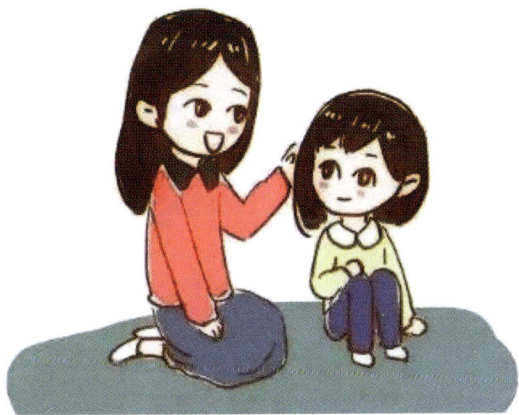

第二章

学龄期儿童性与生殖健康咨询案例剖析

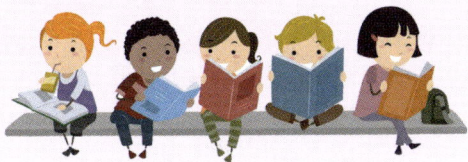

第一节　学龄期儿童性教育的误区和事实

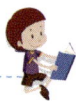

　　随着社会经济的发展,人们的物质文化水平日益提高,思想也得到了解放,处于性发育与性萌动期的学龄期儿童也可能会受开放性观念氛围的影响,在这种背景下对学龄期儿童开展性教育接受程度有所提高,但是就现状来说,重视程度还远远不够,性教育普及情况并不乐观,教育视角也相对较为狭窄,同时也存在不少误区,尤其是小学阶段性教育存在更多障碍,但是其必要性又不容忽视。

　　当今社会对性教育的误区,主要在于对性教育的错误理解。性教育是儿童各个阶段的教育中十分重要的组成部分。性教育和其他普通教育一样,包括性科学的教育、性法制的教育、性观念的教育和性道德的教育,而核心的内容是性知识和性道德结合的教育,两者相辅相成,缺一不可。性知识教育是性教育的基本组成部分,主要就性的生理内容和性的心理内容进行介绍。性的生理内容,如男性和女性的生殖系统的结构和功能、不同时期的性的发育特点、性的第二特征、性的卫生、各种性行为等。性的心理内容主要是介绍健康的性心理。总之,介绍性的科学知识,破除性的神秘感与愚昧无知,使儿童得到与性有关的科学知识,树立正确的态度,践行正确的行为。

性道德教育是精神文明建设的组成部分。在正确的性科学知识的基础上,使儿童在人与人的关系上,特别是两性关系上划清荣与辱、正确与错误、正当与不正当的界限,遵循社会的道德规范,避免出现不良的性现象,甚至导致走上性犯罪的道路,给个人、家庭、社会带来危害。性道德教育就是要帮助儿童珍惜自己,尊重异性、爱护异性,锻炼儿童的意志和提升自我控制能力。

在小学阶段开展性教育存在的主要误区和事实如下:

一、认为过早的性教育会促进儿童提前发生性行为

> **误区**:作者研究团队在众多的定量和定性的调查中发现,存在这种观念的家长和老师占有相当的比例,部分家长和老师对在小学阶段开展相关性教育还存在顾虑甚至抵触,认为会对学生产生不良影响。

事实上:教育部印发的《中小学健康教育指导纲要》(教体艺〔2008〕12号)对小学高年级开展生长发育教育有明确规定,应该在小学高年级中开展生长发育与性健康保健的教育。中国和很多国家的实际情况是:由于她们对性知识了解得太少,导致未婚先孕的女性儿童在增多。根据作者研究团队的调查和其他来自世界各地的研究清楚地显示:性教育不仅不会导致性行为过早发生,反而有助于推迟的、安全的和更负责任的性行为。

二、性教育不适合年幼的儿童

　　误区：认为性教育只适合有可能发生性行为的年轻人，对于小学阶段的儿童来说，过早的性教育没有意义。

　　事实上：性教育包括一系列的合作关系，不仅仅只是性关系。要在儿童采取性行为之前，让他们知道和认识这些关系。因此，儿童从小就需要一些了解他们的身体、关系及情感的知识，性教育奠定了这个基础，例如，学习身体各部位的正确名称、了解人类生殖的原则、探索家庭和人际关系、学习安全和信任的概念，这些可以按照儿童的年龄增长逐步建立起来。随着学龄期儿童第二性征发育的提前，很多小学高年级学生已经出现月经初潮、遗精等，如果在这之前不能对其进行有效的教育，儿童就可能会产生困惑、焦虑及恐惧的情绪，从而影响其正常的生长发育，所以根据学龄期儿童的生长历程，及早让他们接触适宜于自身年龄的性教育，对于帮助学龄期儿童正确认识性生理、性心理的发展规律，保证良好的健康心态具有重要意义。而在早期开展性教育这一过程中，首先要解决的就是成年人对该问题的认识。在幼年时获得科学准确、与年龄相适应且完整的正确信息，是所有学龄期儿童的权利。由于缺乏这些正确信息，学龄期儿童会从他们的同伴、网站或其他信息来源得到相互矛盾，有时甚至是错误的信息。而优质的性教育通过提供正确信息和正确价值观的培养使学龄期儿童免受错误信息的误导。

三、等你长大了,就懂了

> **误区**:性话题对孩子们来说太严肃了,难以理解。

事实上:关键是要懂得怎样进行性教育,并把握合适的教育尺度和教育时机,让孩子参与其中。想想看,我们为了训练孩子正确的大小便,教孩子了解身体各个部分的功能,家长和老师付出了多大的努力。但是,如果在学龄期儿童的生长发育到来之前,我们没有给孩子足够的性相关问题的认知,孩子会产生巨大的困扰。事实上,孩子们都很聪明,他们自己会抓住敏感的东西去学习,不会给家长带来问题和困扰,如果家长对性避而不谈,他们就会逐渐形成性是"不好"的观念。如果孩子抛出性相关的问题给家长,最好的办法是,把它作为适时进行性教育和提供及时、正确、针对性强、个性化和易懂信息的良好机会。

四、给学龄期儿童进行性教育是父母和家庭的事情

> **误区**:认为学龄期儿童性教育是家庭教育的事,学校不适合开展性教育。

事实上:在作者研究团队调查中,35.71% 的小学生认为自身的性与生殖健康知识很欠缺;64.84% 的小学生不清楚自己是否存在性与生殖健康问题,所在学校开展相关教育的只占 50%~60%。作者团队在定性访谈中发现,小学中开展性与生殖健康教育的学校较少,老师和家长对开展相关活动的顾

虑较多,同时在开展性相关教育的学校,也存在授课老师多为兼职老师、专业知识不够、教材内容粗浅、培训技巧和咨询技巧严重匮乏等问题。调查发现,对于一些常见的生殖健康问题,生理课老师的正确应答率也并不高(只有40%左右),这也导致学校性教育只停留于生理卫生知识和道德教育上。学校性教育被认为是提高学龄期儿童自我保护知识和能力的基础来源,但老师表达含蓄隐讳,欲言又止或旁敲侧击,不触及核心内容和敏感问题,甚至老师不讲解,让学生自己阅读现象仍较普遍。我们必须要承认父母在性教育中扮演的重要角色,并且家庭在性健康教育中也有着重要的作用。但仅仅有家庭的教育是不够的,通过教育部门、学校和老师为优质的性教育提供适宜的学习环境、工具和材料是现阶段所必须的。鉴于学校教育的集中性、系统性和权威性,学校理应成为生殖健康教育的主要场所。

五、家长反对小学开展性教育,学校性教育不可行

有部分家长对在小学阶段开展性教育存在抵触情绪,作者团队调查也发现了该现象。造成该现象的主要原因还是性教育普及程度不高,家长本身固有的观念没有得到纠正。因此,学龄期儿童性教育首先要解决家长的观念问题,要知道性教育对孩子来讲是必须的、有益的,从而获得他们的支持,使学校能较好地开展性教育。学校性教育具有明显优势:学龄期儿童在学校和教育机构度过大部分的时间,因此学校是他们学习性、性别、艾滋病等性传播疾病知识非常适合的环境。并且,对于大多数家长而言,老师是最合格、最值得信赖的信息提供者和咨询师。

除此之外,学校性教育的另一大难题:我国还没有生殖健

康教育方面的专业教师和专业教材,故不可避免地出现了互相推卸责任的局面。没有指导性的教材,也让学校性教育无从下手,广大老师不知道如何对学生进行性教育并为出现相关问题的学生提供有力的帮助和咨询指导。因此,在学校开展性教育,采取更加积极有效的措施非常关键:①多方倡导,营造学龄期儿童性与生殖健康支持性环境,提高可行性;②要有规范化的学校性教育教材;③力求将性教育课程作为学校常规课程,与其他课程相结合,将相关知识渗透到其他课程中去;④同时要对学校老师开展相关培训,提高其教育技能;⑤提高参与式教育、同伴教育等方法的使用。

第二节　各种典型的学龄期儿童性与生殖健康咨询案例的剖析与总结

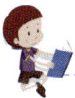

　　近年来,对学龄期儿童开展生殖健康与性教育的呼声越来越高,然而在小学阶段开展性与生殖健康教育的比例依然较低,部分家长和老师对在小学阶段开展相关教育存在顾虑,他们也不知道如何针对小学生开展性教育,面对低年龄段的学龄期儿童对性知识的渴求和问题,不知道如何进行正确的指导。实际上,教育部印发的《中小学健康教育指导纲要》(教体艺〔2008〕12号)对小学高年级学生开展生长发育教育有明确规定,应该在小学高年级中开展生长发育与性健康保健的教育,内容包括:生长发育的特点;男女少年在青春发育期的差异(男性、女性第二性征的具体表现);女生月经初潮及意义(月经形成以及周期的计算);男生首次遗精及

意义;变声期的保健知识;生长发育时期的个人卫生知识等内容。因此,根据学龄期儿童生长历程,及早让他们接触适宜于自身年龄的性教育,对于帮助学龄期儿童正确认识性生理、性心理的发展规律,保证良好的健康心态具有重要的意义。本节将提供作者近年来总结的第一手的与小学生性相关的咨询访谈案例,将作者的咨询理念、框架、技巧和经验与广大读者分享,以实用为原则,内容完整全面,对小学生性教育中可能存在的各类问题都尽可能地做出指导性和可操作性的阐述。

本书典型案例在咨询过程中严格执行了我国《生殖健康咨询师·国家职业资格培训教程》中性与生殖健康咨询的四大理念(即"以人为本、坦诚谈性、价值中立、综合咨询"),借助性与生殖健康综合咨询的框架(即"瑞迪框架(REDI框架)"和性与生殖健康咨询五大技巧(即"提问技巧、倾听技巧、释义技巧、语言技巧和模具教具技巧"),对学龄期儿童面临的性相关的问题提供综合咨询和帮助,让他们做出性问题相关的知情、自主、自愿和可行的决定,并帮助他们制订执行这些决定的具体、可行的计划。

本书案例来源于作者多年来在全国实际咨询案例的累积,出于对当事人(咨询者或者其家长等)的保护,已经对其具体的个人信息及案例进行了改写和加工,便于保护其隐私。根据国际惯例,咨询的案例主要分为对话式咨询和策略式咨询两个部分。

1. **策略式咨询** 就是把咨询对象的主要问题提出来,然后探究出咨询对象的深层次需求、风险、家庭背景和社会背景等,最后在咨询师的指导下,让咨询对象能够自己作出知情、自主、自愿和可行的决定。生殖健康咨询师经过分析总结,再提出几条明确、具体和可行的执行这些决定的一系列建议。

2. **对话式咨询**　就是从咨询对象进入到生殖健康咨询室开始,咨询师不仅遵循性与生殖健康的四大理念,而且还要强调性与生殖健康咨询的五大技巧,并根据国际著名的性与生殖健康综合咨询框架——瑞迪框架的 4 个阶段,15 个要点进行一步一步地咨询指导,不仅有语言的交流,还包括非语言的交流。对话式咨询主要是通过咨询师(或者心理咨询师、社会工作者、家长、学校教师等)和有性与生殖健康问题的咨询对象(如小学生等),用对话形式表现出整个咨询过程,也体现出非语言的交流,最终使得咨询对象的性与生殖健康问题得到解决,满足咨询对象的一般需求和深层次的需求,在咨询师的指导下,让咨询对象作出知情、自主、自愿和可行的决定,咨询师还帮助咨询对象作出执行这些决定的明确、具体和可行的计划。瑞迪框架(REDI)的 4 个阶段和 15 个要点如下:

阶段 1:营造和谐的氛围(rapport-building)。

(1)欢迎咨询对象;

(2)做介绍;

(3)引入性话题;

(4)承诺保密。

阶段 2:探究咨询对象的深层次需求、风险、性生活和社会背景等(exploration)。

(1)探究咨询对象的深层次需求、风险、性生活、家庭背景、社会背景和周围环境等;

(2)必要时,估计咨询对象性与生殖健康的相应知识,并向其提供及时的、正确的、针对性强、个性化的易懂信息;

(3)帮助咨询对象认识或判断意外妊娠或感染人类免疫缺陷病毒(human immunodeficiency virus,HIV)和性传播疾病

（sexually transmitted disease，STD）的风险及其风险的程度。

阶段 3：让咨询对象自己做出和性与生殖健康相关的知情、自主、自愿和可行的决定（decision making）。

（1）明确咨询对象通过咨询需要做出哪些决定；

（2）明确咨询对象对每一个决定的可能选择；

（3）权衡每一选择的利弊和后果；

（4）让咨询对象自己做出知情、自主、自愿和可行的决定（必要时，给予帮助）。

阶段 4：帮助咨询对象制订一系列执行决定的明确、具体和可行的计划（implemating the decision）。

（1）制订一个执行该决定的明确、具体和可行的计划，并为咨询对象提供相关的信息，便于执行决定；

（2）明确咨询对象执行该决定所需要的技巧；

（3）必要时，在服务人员的帮助下练习以上技巧；

（4）制订随访计划。

下面引入一些典型的咨询案例，分别用策略式咨询和对话式咨询做介绍，便于生殖健康咨询师、社会工作者、学校老师和家长等掌握。

案例 1：身高、体形变化的生殖健康咨询案例（策略式咨询）

【案例问题】

赵某，男，11 岁，读小学五年级。父母在上海打工已经十多年，均为上海市的流动人口。赵某 10 个月大时被外出打工的父母留给老家的爷爷、奶奶抚养。每年的寒、暑假赵某才能到上海与父母团聚。后来，上海市有了民工子弟学校，赵某就从老家转到了上海读书。最近,赵某的爸爸知道国家计划生育政策改变了,想再生一个孩子。恰好有一次赵某的爸爸听了武教授的讲座后,记下了她的手机号,今天特意来找武教授咨询此事情。

赵某跟着爸爸来到了办公室。赵某"悄悄地"翻开了武教授桌子上的科普书,他非常兴奋,一直想插嘴问问题,但总是没有机会。终于轮到他了,他兴奋地讲道:"我非常清楚地记得我10岁生日前后,个子长得很快,大家都夸我长得高,我非常高兴,老师也非常喜欢我,还选我当班里的体育委员。为此,同学们也更加喜欢我"。武教授给予了他表扬:"小朋友,你真乖,长得又高又帅。难怪老师和同学们都喜欢你呢"。他露出了一脸满意的微笑,接着讲道:"我一定要好好学习,将来也要到大学当教授"。武教授鼓励他:"好,一定要努力,你一定会成功的"。但是,他很快露出了痛苦的表情,难过地讲:"可是武教授,我为什么总是毫无意识地撞倒一些人或物件,比如撞倒爷爷、奶奶、同学及老师,甚至会对他们的身体造成损伤,如皮肤擦伤或出现淤青,有时还会造成物件的破裂或损坏。我自己也出现过类似的跌倒、磕碰和损伤。我是看到自己身体上的淤青时,才意识到可能我又碰擦过了,又闯祸了。奶奶曾经打长途电话告诉上海的爸爸、妈妈,说我粗心、笨拙和不灵活,若碰到物件破裂,爷爷奶奶非常生气。他们每次发短信或打电话的时候,就是那几句话,要我小心、小心再小心,要我关爱别人,不能自私,千万注意不要碰撞别人。可是,我已经非常小心了,但还是出现这样的事情。奶奶时常叫我'冒失鬼',让我一定要小心点,可我一转身,就会把奶奶最喜欢的装饰品或碗、盘等物品给撞翻在地,把爷爷喜欢的花瓶给弄翻。最糟糕的是,我曾经撞倒过我们班特别漂亮而且学习特别棒的女生,她的妈妈到我家里告状,叫我'小流氓',说我没有素质,我都气哭了好几天。我很喜欢这个女生,她还是我们班的学习委员"。说着,赵某又要哭了。他的爸爸立刻说:"我们有这样一个不听话的儿子,真是操心。我们人在上海,心在他身上。特别是我们听到他的奶奶说儿子食欲减退、消化不良、体重减轻,晚上还睡不着觉,学习成绩下降等状况,我们更是着急。所以请您务必帮忙解决这些问题。我们也想再要一个孩子"。武教授说:"我们都应该理解小朋友,他年龄还小,现在身体正处于快速发育过程中,无论是心理发育,还是生理发育,出现这些状况都是非常正常的。如果大家都不理解他,他就会变得更抑郁。刚才提到他食欲下降,无力学习和生活,这提示孩子有些轻微的抑郁症状。只要好好学习生长发育知识,全家人共同认真对待孩子出现的问题,一定可以解决"。

接下来,武教授给赵某及其爸爸详细地介绍了学龄期儿童生长发育的基本知识,并赠送了两本科普手册。赵某继续讲:"我以前不仅为自己的这些行为生气,而且还时常非常害怕自己身体上的'毛毛'(阴毛、腋毛、腿毛、胸毛等),还总觉得自己鞋子小,听了武教授的讲解后,我才真正认识到我不是故意的,可能的原因就是我长得太快了。"赵某的爸爸也很高兴地说:"听说国家有生殖健康咨询师,特意来咨询生二宝的问题,没有想到孩子的生长发育也可以咨询"。后来,武教授和赵某进行了约两小时的谈话,重点了解了他在生长发育过程中的其他相关问题。

【经过咨询,探究出一系列的性与生殖健康的问题】

1. 关于学龄期儿童生长发育的知识了解不够。如身体的变化,特别是身高和体重的变化,以及体毛、青春痘等性发育知识匮乏。

2. 生长发育的认知不明确。本案中的赵某还不明白自己已经进入生长发育阶段,对外界的认识没有提高,生活经验也没有积累,就会出现较多不明确和无意识的行为。因此,需要关注学龄期儿童的内心世界和个性品质,调节他们的言行,增加生长发育的知识和完善一些技巧。

3. 缺乏人际交流的知识与技巧。赵某不知道如何与家庭成员、同学、老师沟通和交流,特别是出现了碰撞、损伤等情况时,更加缺乏交流的方式和方法。

4. 心理压力较大。面对突如其来的生长发育出现的问题,产生了巨大的心理压力,乃至抑郁,从而又加重了碰撞事件、学习成绩下降等行为,引起同学们的耻笑、老师的批评、家长的不理解。这些问题的出现又进一步加大了赵某的心理压力,严重影响其身心健康。

【策略及建议】

针对这些问题,提出以下几方面的策略和建议:

1. 加强学龄期儿童(男孩)及其未来两年的生长发育等知识的传播。通过宣传、教育、动员和咨询方式,结合家庭、学校和社区等的教育,应重点传播以下知识:

(1)学龄期儿童(男孩)开始发育的时间:通常在 10~14 岁。

(2)学龄期儿童(男孩)发育的身体变化:首先是身高和体形的变化,身体外形的变化主要体现在身体迅速长高长大、长宽长壮。在快速生长期,孩子的足部生长也很快,家长或孩子常常突然发现鞋子变小了。足是最先开始生长的部位,紧接着是手臂、腿和手部。在生长的最高峰,身高 1 年能长 11cm,有时生长速度会让别人"刮目相看"。手臂和腿突然之间变得很长,有的孩子不适应,经常看到孩子走路时会跌跌撞撞,很容易绊倒或撞倒物品,或者经常碰倒人。随着学龄期儿童的长高,体重也一定会增加。当肌肉开始发育时,体重增加得会更多,这是因为肌肉要比骨骼或脂肪更重。学龄期的许多男孩发现他们的体形发生了很大变化,担心会变得太瘦或太胖,由此可能产生心理障碍。

(3) 体毛、青春痘、变声、性征发育、遗精和首次遗精一般多在青春期出现,详细内容见《青少年性教育及咨询案例(中学版)》。

2. 人际交流和沟通技巧。通过课件讲解,教会咨询对象与其家长、同学的交流和沟通技巧,教会咨询对象碰到不能解决的问题时,首先要和家长、老师咨询,若问题还解决不了,就要找生殖健康咨询师。

3. 承诺保密。一定要告知咨询对象其具有几种权利:如信息权、服务可及性权、知情权、选择权、安全服务权、隐私权、保密权、尊严权、舒适权及观点的表达权和服务的延续使用权。在给咨询对象承诺"隐私权/保密权/安全权"后,在咨询对象同意的情况下,给予一定的钱款作为时间/交通/信息的补偿。

4. 加强心理辅导和教育,增强自信心。如本案的赵某,可以从赵某个人、赵某家长(父母和爷爷奶奶)、学校的老师和同学入手,共同努力,重塑赵某的自信心。如:从赵某个人的角度,全方位进行自尊心教育,通过行为指导方法和问题树的方法,锻炼赵某的意志力,培养提升自信心,使他积极与家长、老师、同学进行沟通和交流。从家长的角度,通过家访或短信视频等方式,生殖健康咨询师继续和家长保持联系与沟通,首先提高家长自身素质,让他掌握"晓之以理,动之以情,践之以行"的科学育儿方法,让家长也树立起信心,齐心协力做好孩子思想的转变工作。学校的老师和同学方面,大家积极创造宽松、和谐、文明、团结的氛围,让校园充满爱,让每个学生都能发挥潜能,形成健全的人格,使缺乏自信的赵某,得到尊重、赞扬和鼓励。

5. 欢迎咨询对象(本案的赵某家长和赵某)随时回来咨询或者通过电话、短信、微信、视频等方式咨询。

6. 向本案的赵某家长和赵某介绍学龄期儿童性与生殖健康问题咨询的两个成功案例和两个失败案例。使赵某家长和赵某能够积极地重视目前出现的问题,意识到学龄期儿童的心理健康和身体健康同等重要。引导他们的心理朝着健康方向发展,为他们的健康成长打下坚实基础,让他们意识到学龄阶段是儿童发育到成人的重要时期。小学生时期的心理健康、身体健康和良好的社会适应能力对于培养未来独立健全的人格、形成自信自强的品质、树立理想信念都至关重要。

经过三次对赵某家长和赵某的咨询指导,并发给他们《青少年性教育(小学版)》宣传教育材料,并与他的同学们分享知识和经验。

案例 2:身高、体形变化的生殖健康咨询案例(对话式咨询。将案例 1 中的策略式咨询改为对话式咨询)

【角色说明】P 代表服务人员;C 代表咨询对象。
【案例问题】赵某,男,11 岁,小学五年级学生(同案例 1)。
C:(咨询对象在生殖健康咨询室前徘徊、踌躇、犹豫)。
P:你好,小朋友,有什么需要我帮忙的吗?请进(营造和谐氛围)。

C:(咨询对象羞愧地低下头)。

P:没有关系,经常会有一些和你年龄相仿的小朋友,来咨询我关于他们生长发育、心理和交友方面的问题。我会为每一位来这里的小朋友保密的,请进来吧! (承诺保密)

C:谢谢!

P:看你有点闷闷不乐的,是遇到什么烦心事了吗?

C:我总是无意中会撞倒人或物件,惹得别人不开心,家人和朋友都不喜欢我,我是不是很没用啊?

P:我觉得你是一个勇敢的孩子,遇到问题不是退缩,而是勇敢地来这里咨询,这种勇气可不是每个人都有的。请坐下。请你告诉我你叫什么名字? (表扬咨询对象)

C:我叫赵某(化名)。

P:赵某,你好,我是你今天的咨询师,你可以称呼我武老师,我是国家级的生殖健康咨询师和培训师,也是上海市复旦大学的教授和博士生导师。我每周都会接待像你这样的学生5~8个。请看,我们这里是国家卫生健康委员会"中国计划生育/生殖健康综合咨询能力建设办公室",是专门针对各种人群,特别是儿童性困惑等知识的专业咨询(介绍咨询师和咨询机构的业务)。请你不要紧张(把椅子给赵某挪过来)。

C:你好,武教授。最近我真的感到很懊恼,不知道该怎么办,我…… (咨询对象比较拘谨、困惑)。

P:来,赵某,请坐下来。请喝点水,慢慢说。

C:非常谢谢您,武教授。

P:不客气小朋友,你能同我说说你的具体情况吗?

C:武教授,我今年11岁了,现在读小学五年级。

P：具体是什么事情让你感到懊恼和烦心呢？

C：今年春节后，我总是毫无意识地撞倒一些人或物件，有时撞倒爷爷、奶奶、同学，甚至是老师。还给对方造成损伤或带来伤害，比如物件破裂，皮肤擦伤等。有时自己也出现过类似情况，通常在看到自己身体上有淤青时，我才意识到可能又不小心碰擦了。最近两个月这种现象更加严重了。家里人知道后都非常生气，总是叮嘱我要小心，要注意关爱别人，不要让他人受到伤害。可是，我真的不是故意的(说着，服务对象哭了起来)。

P：(安慰咨询对象，拍拍他的肩膀，并递过纸巾)好的，赵某，没有关系，很多小朋友都有类似的情况。经过我们的讨论，我明白了你今年11岁，在春节后总是毫无意识地撞倒人或物件，有时还会给对方造成损伤或带来伤害，自己也出现过类似的情况，最近两个月更加严重了，是吗？(对基本需求的释义)

C：是的。

P：请告诉我，你现在都和家里哪些人一起生活呢？

C：只有爷爷、奶奶，我的爸爸、妈妈都在外地打工。

P：你和家里人、学校的老师及同学是如何沟通这些事的？

C：没有沟通过。我也很委屈(欲哭状)，我已经很小心了，还总是会出现这样的事情。奶奶时常叫我"冒失鬼"，让我平时做事小心一点儿，不要那么冒失。可是我一转身，就撞翻了奶奶最喜欢的饰品和漂亮的餐具，打碎爷爷最爱的花瓶。最糟糕的是，我还撞倒过我们班里的最漂亮女生。她的妈妈到家里和学校都去告我的状，叫我"小流氓"。武教授，你一定要相信我，我真的不是他们想的那样(哭了起来)。

P:(递上纸巾,并拍拍肩)我知道,你很痛苦。你是个好孩子,绝对不是"小流氓"(给咨询对象心理支持)。

C:谢谢武教授的理解。

P:不客气。生活中经常有这样的情况被误解。然后呢?

C:武教授,这个女生不仅学习成绩好,人长得也很漂亮,大家都喜欢她,我也喜欢她。我是体育委员,长得也还行(偷笑),自认为我们还是很般配的。可是现在却被她认定是"小流氓"(懊恼状),我也很为自己的行为生气,却真的无法控制,我绝对不是故意的。

P:赵某,谢谢你对我的信任。经过我们俩的讨论,我初步了解到你除了生活中总会无意中碰撞别人或弄坏物件,令你和家人都特别烦恼,而且还被一个你喜欢的女生因为"撞倒"而叫你"小流氓"。这种"跌跌撞撞"的情况持续了近1年,是这样的吗?(再次对深层次的需求等进行了释义)

C:是的。

P:赵某,我每天都能接触到类似的案例,他们都会来这里寻求帮助,最后我都帮助他们解决了困扰。我承诺你告诉我的这些事情,没有你的同意,我是不会告诉第三个人的,包括你的爸爸、妈妈、爷爷、奶奶、同学和老师等。我一定为你保密,好吗?(再次承诺保密,保护咨询对象的隐私权和保密权等)

C:好的,谢谢您为我保密。

P:为了更多地帮助你解决问题,接下来我要问你一些敏感的话题。如果你感觉到有不太好回答的地方,你可以告诉我,我们慢慢讨论。请看,这是国家级生殖健康咨询师的工作要求和生殖健康综合咨询办公室的服务规则,必须为每一位服务对象保密,如果需要我和你的爸爸、妈妈、爷爷、奶奶、同学和老师谈,或者需要我的同事共同参与讨论和咨询,我一定会征得你的同意的。

C:嗯,我知道了。

P:好,那么接下来我会问你一些非常隐私的话题,目的是针对你目前存在的问题、问题的可能原因和可能的结果来讨论。同时,我们的谈话内容会绝对保密,就像上面所说的一样,这是我们的原则和规定,如果遇到某些你实在不方便回答的问题,你也可以不做回答,好吗?

C:好的,我知道了。

P:赵某,你能告诉我你是从什么时候开始出现这些"冒失"行为的吗?

C:我想应该是从去年2月份开始的,刚刚过了春节。

P:你或者家长做过哪些处理或咨询过哪些人吗?

C:我问过学校教生理课的老师,她说这是学龄阶段生长发育的表现。没有给我做其他解释。

P:赵某,你能告诉我你对现在的身体情况是怎么理解的呢(目的是评估对象关于现阶段生长发育知识和态度及其行为等)?

C:嗯,其实我也不是很理解,有时候我们同学也在一起"偷偷讨论",但还是不太清楚。请您给我详细讲一下好吗?

P:除了青春期,学龄阶段也是人生中最美好的时期,此时期全身的器官迅猛生长,心理和生理都会发生很大的变化,比如身高和体重等。

C:学龄阶段的生长发育到底是什么时候开始呢?

P:发育没有严格的时间界限,一般在10~14岁,持续2~4

年。男孩启动第一个体征是睾丸和阴囊增大,请看图(示意图中的睾丸和阴囊)。随后阴毛出现。阴毛生长是男性第二性征的前奏。接着阴茎增长、变粗,身体迅速长高,肌肉发达。胡须和腋毛长出,声音变得低沉;同时前列腺和精囊腺增大并开始分泌液体,精子逐渐生成。

C:哦,我明白了。难怪我总感觉最近一段时间长高了不少呢,连鞋子也小得很快。

P:在此阶段,许多男孩子处于快速生长期,足部是最先生长的,紧接着是手臂、腿和手部,尤其是手臂和腿,突然间变得那么长,有些孩子不能很快适应,就会导致跌跌撞撞,鞋子也容易小(上面的内容给服务对象提供了及时、正确、针对性强、个性化和易懂的生长发育相关的信息)。

C:武教授,原来是这样的啊,难怪我总是会磕磕碰碰的,之前听到奶奶的担心和女同学妈妈的骂声,我还真担心我有什么问题呢!

P:赵某,你不要太担心,请你看这是我们的宣传手册《青少年性教育(小学版)》。

C:武教授,您可以多给我几本吗? 我想给我班的同学看。

P:好啊。知道你是一个好孩子。不仅关注自己的健康,还关注同学们的健康。如果你还有一些不懂的问题,有空可以看一下儿童生长发育健康的宣传册。

C:好的。

P:赵某,我们一起讨论了此时期的生长发育,你也了解了你为什么磕磕碰碰的原因了,那么今后你知道如何处理这类问题了吗?

C:我知道了,谢谢您。我一定会尽量小心,不再碰撞人或物了。我会让妈妈给我穿着舒适和大小合适的鞋子,这样就不容易"跌跌撞撞"了。

P:非常好,赵某。穿着适宜的鞋子是可以改善你的"跌跌撞撞"行为。

C:太好了。这样我的爷爷、奶奶、爸爸、妈妈就不会生气了。之前我老是让他们很生气(难过状),我感觉我自己也很没用。

P:赵某,你能告诉我以前你同家人发生矛盾时,你是如何同他们协商沟通,解决问题的呢(身体略前倾)?

C:我时常发脾气,生闷气,我也很懊恼,心里非常矛盾,但我不知道该怎么办。

P:其实呢,你不妨坐下来同他们好好地讨论你们之间的问题,找出原因,必要时你也可以请求我们的帮助,我们会教你一些如何同父母沟通协商的好方法。

C:好的。武教授,那您教给我一些交流的方法吧。

P:好的。如果你同意,我请我的同事一起参加,我们做一个角色扮演吧。

C:好的。我非常同意。

P:(接下来,武教授、同事和赵某成功地进行了角色扮演)。在角色扮演时,武教授和她的同事分别扮演了生殖健康咨询师、爷爷、奶奶和老师,赵某扮演了跌跌撞撞的男生。男生按照角色的要求表现自己的各种各样的行为,如跌跌撞撞、和女同学吵架、同学的妈妈告状等。赵某的家人接受了生殖健康咨询师的培训后,知道了儿童生长发育的特点,也了解了如何对赵某尊重、赞扬和鼓励。利用问题树的方法,让有问题的赵某了解了出现问题的原因,包括根本原因和次要原因、如何解决这些问题等,如果问题不解决,还会产生哪些结果等(教会对象角色扮演的技巧）。

C：太好了，我通过角色扮演和问题树方法知道如何和爷爷、奶奶及爸爸、妈妈讨论了。

P：重要的是，你不要紧张害怕，这是正常的生长发育的特点。有任何不懂的问题，我们都会帮助你解决的，包括你的父母和家人。

C：好的，武教授。接下来我会按照您刚才教的，好好地同父母沟通，向爷爷、奶奶道歉，并且一定和爸爸、妈妈道歉，让他们安心地在外面打工，我会和同学们搞好关系，并认真地学习，继续做好体育委员的。

P：非常好赵某，你这种知错能改的态度很值得大家学习。经过我们讨论，你可以同你的父母和家人好好地沟通解决了。

C：感谢武教授的帮助。我要把您刚才的角色扮演的方法教给我的同学，让他们也能够和家人进行良好的沟通和交流。

P：接下来，你能否告诉我在学校里你和同学、老师之间是如何处理协商这些事的呢？

C：老师之前为我碰撞及同学妈妈告状等事情跟我谈心并批评过我，对这件事我也解释过，但是有时候老师不理解，我还顶撞了他，同学们现在也不爱和我玩了，还经常说我是"小流氓"。我当时真不知道该怎么办。

P：老师及时地帮助你发现了问题，同时也合理地给了你及你的父母建议，避免了你在成长中的误区。我认为你要好好地感谢你的老师，勇敢地向她/他道歉，向同学及其家长道歉，你说呢？

C：嗯，是的，武教授。以前我一直不知道是什么原因导致的，觉得他们冤枉我了，现在我明白了，我不会这样"冒冒失失"下去。

P:那么,你是否需要我和你一起去学校呢? 学校老师可能还会因此事会批评你,但需要你鼓起勇气,做错了就勇敢地承认并担当。关键是今后一定要努力改变这些"不良"的行为。

C:嗯,我会勇敢地承认错误,并认真纠正的,谢谢武教授。

P:(点头)对于此件事,同学们也可能还会对你指指点点,比如有人还会说你是"小流氓"。针对此,我们也可以采用新的方法,即问题树方法,这样可以帮助你找到问题的原因,包括主要原因和次要原因,也可以帮助你思考如果这个问题不彻底解决,将可能会导致哪些结果(武教授成功教会赵某如何使用问题树的方法解决问题,并帮助他掌握了该方法的要点)。

C:武教授,以后我也要用这种问题树的方法和同学们讨论问题,这个方法真好。我一定要对同学们讲"对不起",请求他们的原谅,并力争尽快改掉那些不好的行为。

P:好的赵某,你真聪明,很快就掌握了问题树方法。

C:那我喜欢那位女生,我该怎么办呢?

P:有时候喜欢他人或者被他人喜欢,这是儿童生长发育过程中非常普遍的情感特征,男女之间容易产生爱慕之情,这也是正常现象,说明你长大了,是一个"小男子汉"了。你要正确对待和处理好此阶段所出现的问题,我相信你一定可以解决这个困扰的,比如你可以适度交往,可以共同学习,共同讨论问题,共同参与集体活动等,但是不能发展成恋爱或性关系对象。

C:武教授,性关系对象是什么意思呢? 我有些不懂。

P: 广义的性行为的发生包括亲吻、抚摸、拥抱和性行为等,性行为对象就是和你发生这些行为的人。

C: 武教授,有时候我还会梦见她,我也想亲吻她,我的下面还会硬起来,我发现用手抚摸它会让我很舒服,很放松,然后还会有像水一样黏糊糊的东西流出来。

P: 赵某你很勇敢,也是一个非常聪明的孩子,同我坦诚地谈你的问题,这对于解决你的问题和困扰有很大帮助。你能告诉我,你发生这样的事情有多久了(和对象坦诚谈性)?

C: 嗯,应该也有 2 个多月了。

P: 多久会发生 1 次?

C: 每周 2~3 次,周末可能还会频繁一点,有时候每天 2 次。

P: 你现在应该科学地学习知识,比如利用运动、郊游来分散注意力,男孩子把多余的精力分散到大汗淋漓的运动项目上,这样才更具有男性魅力。咱们来制订一个健身计划吧,比如打球、游泳、跑步,你看你喜欢哪一样运动项目?

C: 我喜欢打篮球,而且篮球打得特别好。我也很擅长游泳。所以,我现在是我们班的体育委员。

P: 好的。你觉得在不影响你学习的情况下,每周打篮球几次,或者游泳几次比较合适?

C: 我每周可以打篮球 2 次,游泳 3 次。

P: 你是去体育馆还是去广场?

C: 去体育馆。

P: 好的。你每周除了学习以外,喜欢看课外书吗?

C: 我喜欢看有关儿童生长发育的书。

P: 除了儿童生长发育的书外,你还喜欢哪些?

C: 我比较喜欢关注球赛和篮球明星。

P：我知道了，你是一个篮球迷。

C：是的。

P：好的，除了看有关儿童生长发育的书以外，你也可以选择去周边旅游，这样不但能让你开阔眼界，学到更多的知识，还能放松心情，减轻压力。当你压力较大时，还可以尝试一下"吼叫疗法"（让咨询对象自己做出知情、自主、自愿和可行的决定，并帮助他制订执行这些决定的明确、具体和可行的计划）。

C：非常感谢武教授的建议，我非常喜欢这样的放松方式。

P：经过我们的讨论，我对你有了初步的了解。你刚才提到的黏糊糊的水一样的分泌物，你知道是什么吗？

C：武教授，我不会是得了什么病吧？

P：赵某，你放心，这叫遗精，这是你慢慢成为一个男子汉的特征。你听说过遗精吗？

C：听说过，但不是很了解。请您再给我讲一讲吧，我特别愿意听您讲。

P：男性的精子由睾丸产生，首次遗精是男性发育的一个明显标志。遗精是"精满自溢"的正常生理现象，是指无性交活动时的射精。常常发生在晚上做梦的时候，所以也称为"梦遗"。清醒时发生的遗精称为"滑精"。两者的本质没有差别。

C：武教授，您刚才讲的这些关于"精"的现象，我都有，正常吗？

P：一般情况下都是正常的。有些儿童对这种现象不了解，产生了一些焦虑、恐惧的情绪，这是完全没必要的。一般来说，男孩在 12~14 岁开始出现遗精。有的男孩可能会早或晚 1~2 年,甚至会更早或更晚,这都属于正常的现象。你出现第一次遗精稍早也是正常的。

C:多长时间再遗精,就属于正常呢?

P:首次遗精说明男孩生殖系统已经趋向成熟,开始具备生育能力了。第一次遗精后可能会过很长时间才有第二次遗精,有时 1 个月或 1 周内有 1~2 次遗精,这都是正常现象。如果连续几个月不遗精也不必顾虑,因为体内贮存的精液有时可以被吸收,不一定都排出体外。有些儿童遗精频繁,如一两天一次或一日数次,就需要到医院进行咨询并查明原因(继续给咨询对象提供及时、正确、针对性强和个性化及易懂的信息)。

C:原来如此。武教授,刚开始我还害怕呢,以为自己得了什么大病,不敢问任何人。估计我们的老师也不懂。经过您的答疑解惑,我终于明白这其中的原因了。您给我的这本书上有这些内容吗?我们班上的其他同学也有这种情况,以前我们讨论过。

P:这本书系统地介绍了男生和女生生长发育的原因、特点和一些案例。你可以分享给你的同学读这本书。

C:我们班上有些男生也喜欢其他的女生,这也正常吗?

P:一般而言,只要儿童生理发育正常,当性生理发展到稳定的水平时,可能会对性和异性感兴趣,包括做性梦,出现性幻想和憧憬,性欲强烈时,还会有自慰行为,这都是正常的。但既不能把性欲望和性冲动看作是心理不健康或低级下流,也不能让欲望随意支配自己,任意突破道德规范甚至超越法律界限,要学会控制自己,学会转移自己的注意力。这两本关于性教育的书,你回家后好好读一读,有问题可以再联系我。如果自慰频繁,一定要训练自我控制的能力,自尊自重地做一个健康文明和积极向上的儿童。反之,过度的自慰对心理健康、身体健康和社会适应能力也会造成很大的伤害。

C:哦,我明白了。

P:给你讲一个案例吧,曾经有一个同你年龄相仿的孩子来寻求我的帮助,他因为没有好好地处理此时期出现的问题,没有控制好自己的冲动情绪,过早地发生了婚前性行为。从此之后不顾学业,沉迷于情欲,还产生了自杀行为,因此付出了惨重的代价。最后经过咨询与开导,最终他走出了人生的低谷,现正在继续深造学业(告知咨询对象一个成功案例)。

C:嗯,难怪我做了这些事后会感到很疲乏,有时候注意力很难集中,这让我很痛苦,学习成绩也下降了很多。武教授,我该怎么办呢?

P:赵某,许多男孩在生长发育过程中都有过手淫,这是正常的现象。你不要太紧张,适度的自慰是正常的,但是不要过度。你可以多学习一些生殖系统的解剖及生理知识来解除神秘感(给赵某再次展示生殖器官解剖示意图,继续讲解男性睾丸和阴茎的增大、阴毛的出现,以及遗精的发生等知识,让他懂得这些是正常的生理现象,从而消除疑惑和恐惧心理)。

C:难怪我身上长出很多的"毛毛"。

P:赵某,体毛是分布在人体表面的毛发的总称,广义的体毛包括头发、眉毛、胡须等。狭义的体毛仅仅代表身体除头部以外的毛发,如阴毛、腋毛、腿毛、胸毛、手毛等。人的阴毛有无及其疏密程度,不仅与人体内雄激素水平的高低有关,而且还与阴部毛囊对雄激素的敏感程度有关。学龄期男孩的体毛标志就是腋窝和阴茎上方长出体毛。

P:赵某,你不必就体毛感到害怕和恐惧,这是正常的生理现象。

C:好的,我今天学习到很多知识。

P:经过我们刚才的讨论,你也了解了学龄期儿童阶段的基本知识,知道碰到问题如何解决的方法。那么,对于今后加强学习和传播性知识及加强运动是如何计划的?

C:武教授,我会努力实践改善,通过学习知识来解除困惑,并积极进行运动。回到家,我会制订一个学习和运动计划,然后和您继续讨论。

P:我相信,经过你的努力,你一定能够解决你的问题。你还有其他的问题需要和我一起讨论吗?

C:武教授,你看到我脸上的"痘痘"了吗?我都不想出去了,真的觉得很不好意思。我们班上的男同学,出来"痘痘"的并不多。

P:赵某,这个"痘痘"也叫痤疮。从医学的角度讲,它是一种累及毛囊及皮脂腺的慢性炎症性疾病,发病率很高,复发率也较高,主要发生于发育较早的学龄期儿童和青少年。无论男孩还是女孩,皮肤上的皮脂腺会变得更加活跃,发生部位常见于暴露的部位,如面部、前胸、背部和腹股沟处等。如果不及时治疗,会严重影响到儿童的外貌和心理健康,临床表现以好发于面部的粉刺、丘疹、脓疱、结节等多形性皮损为特点。

C:武教授,那我接下来该怎么办呢?

P:不用着急。可以尝试做到以下几点:①生活要保持规律,不要熬夜,避免急躁情绪,不要长时间面对电脑,避免在粉尘大的环境中逗留。②清淡饮食,少食辛辣、油炸及高糖类食物,多吃蔬菜和水果,有助于预防痘痘的发生。③彻底清洁皮肤,用温水洗脸,建议用硫黄香皂和深层洁肤乳清洗。认真洗脸,晚间彻底清洗尤其重要。④外用有效的控油类护肤品。⑤当痘痘严重的时候,应该到正规的医院进行治疗。这些内容你都记住了吗? 如果记不住的话,我给你的小册子中都有这些内容(给服务对象提供明确具体可行的建议)。

C:好的武教授,我记住了,我会继续努力学习的。真的非常谢谢您!

P:不客气,如果你在后期有什么问题可以给我打电话,这是我办公室的号码和手机号码。你可以1~2周后给我打电话预约时间回访,让我了解你的情况。再次感谢你对我的信任,祝你健康快乐,再见!

C:好的,再见武教授!

【单项选择题】

1. 服务人员和咨询对象之间的互动,是发生在咨询对象

A. 开始咨询时　　　　　B. 走进服务机构时

C. 咨询过程中　　　　　D. 走进咨询室时

2. "看你有点闷闷不乐,遇到哪些烦心事了吗? "这种问题是

A. 封闭性问题　　　　　B. 开放性问题

C. 限制性问题　　　　　D. 诱导性问题

3. 学龄期儿童女性生长发育的第一个信号是

A. 乳房发育　　　　　　B. 月经

C. 变声　　　　　　　　D. 骨盆变宽

4. 下列例句可以用于咨询的是

A. 手淫是一种恶习,必须尽早戒除

B. 手淫会导致精神萎靡不振,难道你不知道吗

C. 许多男孩在生长发育过程中都有过手淫,你不要太紧张,我们谈谈吧

D. 手淫过后肯定有放松的感觉,可以对抗焦虑,没关系的

5. 男女两性生殖器官的组成均可分为两部分,包括性腺和

A. 外生殖器　　　　　　　B. 内生殖器

C. 性器官　　　　　　　　D. 属腺体

【多项选择题】

1. 当服务人员看到咨询对象在咨询室前徘徊、踌躇和犹豫后,欢迎他进入咨询室,并告知经常有小朋友来咨询,其意义是

A. 表明乐于接受对咨询对象的咨询,缓解其紧张感

B. 让咨询对象自己决定是否进来咨询

C. 提供了能够咨询内容的范围

D. 表明服务态度不够热情

2. 画生殖系统简图的作用有

A. 使咨询对象容易记住各个器官的名称和功能

B. 可以帮助咨询对象克服咨询过程中讨论性问题时的困窘

C. 可以帮助了解咨询对象的知识水平

D. 可以对咨询对象的危险性行为进行评估

3. 学龄期儿童对异性有好感现象是

A. 学龄期性心理变化的后果

B. 学龄期性生理发育的结果

C. 性的萌动而导致对异性的关注

D. 分散精力,影响学习,所以坚决反对

4. 在咨询过程中,向咨询对象提问时,应该

A. 要注意提问的语气

B. 一次只提问一个问题,并耐心地等待咨询对象的回答

C. 倾听式提问

D. 关注式提问

5. 在咨询过程中,边画图边解释生殖系统结构的方式,可以

A. 更快、更直观地帮助咨询对象理解,提高咨询效果

B. 可以评估咨询对象的知识水平和对生殖器官的了解程度

C. 在咨询人员绘图的过程中,使咨询对象注意力更加集中

D. 不做价值判断,尊重对方的选择

单项选择题参考答案:1.B;2.B;3.A;4.C;5.C

多项选择题参考答案:1.ABC;2.AB;3.ABC;4.AB;5.ABC

案例 3:乳房发育困惑的案例咨询 (策略式咨询)

【案例问题】王某,女,11岁。以前大家都说她长得高,在班里是个高个子,但后来她就不长了。近期乳房出现疼痛。由妈妈陪同其来生殖健康咨询室咨询。

经过咨询师的咨询,了解到她10岁来月经。曾有月经周期不规律3个月,后变成有规律性。同时,双侧腋下长出腋毛。咨询师告诉她,乳房在卵巢分泌的雌激素刺激下,明显加快了

增长的速度,常会伴有轻度的疼痛,无需紧张,这属于发育过程中的正常生理现象,待乳腺发育成熟后,疼痛感会自然消失。随着乳腺的继续发育,脂肪和血管也会增多,这使整个乳房隆起,乳头四周棕色的乳晕渐渐扩大。大约有80%的女生直到16~19岁时,乳房发育才接近成年人。本案例的咨询对象属于性早熟。对于性早熟的女孩,如果最终身高不足150cm的需及时就医。性早熟的女孩除了发育较早外,大部分在早期还会表现出身高猛增的情况。应告知家长,当孩子出现性早熟时,不仅体内的促性腺激素会大量分泌,而且也会伴随生长激素的大量分泌。后者可使儿童在第二性征发育迅速的同时,骨骼也在加速生长,因此个子长得很快,较同龄的孩子高。但是,这是暂时的表象。由于性激素的刺激,骨成熟会变早,儿童的骨骺会提前闭合,从而导致儿童的生长期缩短,使其身高发育较其他孩子过早停止,最终可能导致身材矮小。

咨询师建议妈妈带孩子到生殖健康专科医院看病,了解孩子的其他信息,如性激素水平等。经后续随访,了解到他们检查了相关激素,并由权威专家根据病情提供了最专业的治疗方案,改善了孩子的性早熟问题。

案例4:乳房发育困惑的案例咨询(对话式咨询)

【角色说明】(P代表服务人员;C代表咨询对象)。

(一)瑞迪框架阶段一:营造和谐氛围

1. 欢迎咨询对象。

2. 做介绍。

3. 引入性话题。

4. 承诺保密。

P：你好，欢迎你来到生殖健康咨询室，有什么需要我帮助你的吗？

C：(低头)你好，我……

P：没关系的(微笑)。我是生殖健康咨询师，我姓陈。这是我的国家级生殖健康咨询师职业资格证书。我们生殖健康咨询室是本区域唯一的国家级生殖健康咨询室。这里每天都会接触到同你年龄相仿的儿童前来咨询，我一定会为你的情况保密的，这是生殖健康咨询师的准则，也是生殖健康咨询室的要求。所以你不用有任何的担心，请进来吧(关门，并挪过椅子)。

C：好的，谢谢(紧张)。

P：来(微笑)，请坐下，喝杯水。请告诉我你叫什么名字？

C：我叫王某。

P：你好，小王，你今年多大了？

C：我11岁了。

P：(身体略微前倾)有什么需要我帮忙的呢？

C：我……(吞吞吐吐，不好意思状)

P：你能来生殖健康咨询室寻求帮助，这也说明你对自己健康的关注，请放心，我们一起努力渡过难关。

C：嗯。

P：小王，你可以叫我陈医生。我觉得你很勇敢，遇到问题不是退缩，而是勇敢地找医务人员来解决，这种勇气不是每一个人都有的。

C：陈医生，我很害怕，不知道我自己是不是生病了，我的乳房有时候非常痛，剧烈地痛，我也不敢和妈妈讲。

P：你能同我坦诚地谈你的问题，把你的困惑告诉我，我相信,经过我们一起讨论,你的问题一定能够得到解决。接下来我可能会问你一些非常隐私的问题,目的是帮你分析乳房痛的原因和可能的结果。

C:好的,陈医生。

P:我们的谈话内容也是绝对保密的,因为这是我国"生殖健康咨询师职业"对咨询室的规定,也是对咨询师的要求。如果遇到某些你实在不方便回答的问题,你也可以不做回答,好吗?

C:好的,谢谢陈医生。

(二)瑞迪框架阶段二:探究咨询对象的需求性关系风险及社会背景

1. 探究咨询对象的深层次需求、风险、性生活及社会背景等。

2. 必要时,评估咨询对象相关的知识,并提供及时、正确、针对性强、个性化和易懂的信息。

3. 评估咨询对象意外妊娠、生殖道感染、性病、获得性免疫缺陷综合征(简称"艾滋病")的风险及其风险的程度。

P:嗯,经过我们的讨论,我也初步了解了,你叫王某,今年11岁,现今乳房疼痛一直困扰着你,你也不知道是为什么,是这样的吗?

C:是的,陈医生。

P:痛了多长时间了?

C:快一年了。

P:我想了解一下,你认为乳房疼痛造成的可能原因会有哪些?

C:我听同学讲,这可能是由于身体发育早引起的,说我是青春期提前。可是我痛得非常厉害。

P:小王,请告知我你对青春期是如何理解的?

C:陈医生,青春期会有月经,且来月经时,肚子会痛,对吗?

P:对的。你认为还会有哪些表现?

C:有时候有情绪的变化。无论在家里还是在学校,一会儿情绪高涨、热情洋溢,一会儿突然变得低落消沉、默不做声,这些情绪是我自己难以控制的。

P:是的,非常好。对于青春期生长发育的知识你还是有一点儿了解的,此时期不仅有身体生理上的变化,而且心理也会发生变化。

C:陈医生,我现在这个年龄也正处于青春期吗? 我的乳房痛也是青春期的变化吗? 还会有其他什么变化呢?

P:是的,小王,一般把12~14岁这一年龄段看作是青春期,而你是属于发育较早的孩子。乳房痛也是青春期生长发育的变化之一。在此阶段,身高和体重会发生迅速变化,如心、肺、肝、肾等各种脏器功能也会日趋成熟,身体各项指标达到或接近成年人标准,同时女生会有一些较突出的发育特征。

C:(专注地听)陈医生,女生会有什么变化?

P:女孩的青春期比男孩要早1年左右,先从乳房开始发育,再到月经初潮,还会长出腋毛和阴毛。

C:(脸红)哦。

P:别担心,这是正常的生长发育。作为生殖健康咨询师,我还要问你一些隐私的问题,和你目前的乳房痛相关,同时我也一定会为你保密的(放低声音)。你自己就现阶段生长发育过程中所发生的变化还有哪些认识?

C:(摇头)不知道。

P:好,接下来,我就同你一起讨论青春期生长发育过程中一般都会有哪些显而易见的变化。青春期的女生最显而易见的变化就是乳房的发育。一般来说,女孩乳房平均在10岁左右开始发育,大体上是10~11岁乳房开始隆起,出现了乳晕。

C:陈医生,什么是乳晕呢?

P:乳晕是就是乳头周围皮肤色素沉着较深的环形区。乳晕的直径有个体差异,一般为3~6cm,色泽各异,呈玫瑰红色。女孩12~13岁时,整个乳房的腺体和乳晕进一步发育。13~14岁乳晕区的腺体进一步发育,在膨胀的乳房上突出,乳房明显高出胸部。15~16岁乳头大而突出,乳晕略凹陷,乳房变成熟,线条丰满清晰。

C:陈医生,原来我的乳房正处于生长发育的时期,我的乳房增大和疼痛是因为正在发育吗?

P:是的,小王。你不要太紧张,这属于生长发育过程中的生理现象,大部分女孩在此阶段都会有这类现象。

C:陈医生,乳房疼痛到底是什么原因造成的呢?

P:小王,你在什么时候会出现乳房疼痛?

C:一般在月经前一个星期左右就会疼痛。

P:你采取了哪些措施?

C:我没有采取任何措施。

P:小王,非常好。你能关注你的乳房增大和疼痛,说明你正在关注你身体的健康。

C:谢谢您的表扬。

P:许多女孩每次月经来临前或月经期间都会出现一侧或两侧乳房胀痛,这是由于乳房的生长和发育直接受卵巢分泌的雌激素和孕激素影响的结果。小王,你知道雌、孕激素的作用吗?

C：不知道。陈医生，您能给我讲一讲吗？

P：女孩进入青春期后，卵巢开始发育，分泌雌激素，促进了阴道、子宫、输卵管和卵巢器官的发育，同时在激素的作用下，子宫内膜增生而产生了月经。雌激素还可以使皮肤保持水分，促进皮肤新陈代谢及血液循环，使皮肤柔嫩、细致。而且会使乳腺增生，乳房增大，出现乳晕，并将脂肪选择性的集中在乳房、腹部、大腿、臀部，维持女性的第二性征。雌激素使乳腺管发育，而孕激素和雌激素的协同作用又使乳房的腺泡发育更加完善，尤其是跨入青春期的女孩，其乳房对血液中激素水平的周期性波动极为敏感。所以，女性会出现乳房疼痛。

C：原来是这样，但我还是不明白为什么我会在月经前后乳房就疼痛得厉害一些呢？

P：在月经前期，体内雌激素和孕激素的水平明显升高，使得乳房上皮组织增生，腺泡加速生长及间质充血、水肿，此时你会感到乳房胀痛，而月经来潮之后，这些激素水平又会大大降低，乳房的充血、肿胀也就自然减轻直至消失，现在你明白了吗？

C：明白了。陈医生，这对我今后会有影响吗？我要不要服用药物？

P：步入青春期的女孩大部分都会有这样的经历，你不必过于害怕和恐惧。待乳腺发育成熟后，疼痛感自然会消失。你看这是乳房的模具（陈医生又进一步给咨询对象示范，讲解了生长发育知识及身体的生理变化等）。对于月经期出现的乳房胀痛一般不需要任何药物治疗。此外，在经期来临或行经期间应注意劳逸结合，少食辛辣和凉性食物，保证足够的睡眠，有助于减轻或消除乳房的不适症状。

C：（松了一口气）那我就放心了。陈医生，我的乳房不仅会胀痛,还会增大,是正常现象吗?

P:由于乳腺的继续发育成熟,脂肪和血管增多,会使整个乳房隆起变大,乳头四周的乳晕也会渐渐扩大,这都是生长发育中普遍存在的现象。

C:陈医生,生长发育中乳头会瘙痒也是正常的现象吗?

P:一般在正常情况下,乳头是不会出现瘙痒的,如出现炎症则容易导致瘙痒。你不要随便挤弄乳房和乳头,以免造成破口而引起感染,要保持乳房的清洁和卫生,可用干净的热毛巾擦拭乳房(给了小王几本乳房日常保健知识宣传的小册子,并进行了详细地讲解)。经过我们的讨论,你也知道了日常预防护理乳房的知识了,日后要是还有这方面的困扰,你知道怎么处理了吗?

C:知道了陈医生。还有,我一直很烦恼,我比同龄女生的乳房都要丰满些,时常会招来男生异样的眼光,真的很不自在,好像自己做错了什么事似的(沮丧状),我都不知道该怎么办了。

P:没关系,很多女生都有这种情况。你采取了哪些措施呢?

C:为了让乳房不这么明显,我都会穿着一些宽松肥大的衣服,低着头、含着胸,畏畏缩缩地走路,只是为了让乳房变得小一点。我有时试着穿紧身内衣,让我的乳房看着小一点,但还是让我很苦恼。

P:小王,你能告诉我你穿了紧身内衣后,你都有什么感觉吗?

C:太紧了,让我很不舒服,有时候还会痛。

P:对于发育较早或乳房较大的女孩来说,采用紧身内衣束胸来限制乳房的发育,可能会导致乳房外形扭曲和乳头内陷,以及乳腺发育不良,这些你知道吗?

C:陈医生,我不知道(服务对象开始哭泣)。

P:小王,你别着急(递上纸巾)。只要我们妥善处理,我相信你一定会解决这个问题的(鼓励)。你能告诉我,你现在一般都选择什么样的内衣呢?

C:那种尼龙质地的小号内衣。

P:小王,你知道吗?尼龙材质透气性差,很容易出现闷热感。

C:难怪我会感觉很闷,有时还勒得我很痒。

P:你可以换棉质的内衣,这样会透气、舒服,重要的是你需要根据自己乳房发育大小的尺寸来选择适合自己的内衣尺码,在生长发育时期,你可以学习一下乳房保健的"八大坚持"。

C:陈医生,什么是乳房保健的"八大坚持"?

P:第一,坚持拒绝穿紧身内衣;第二,坚持穿戴合适的胸罩;第三,坚持保持乳房的卫生;第四,坚持昂首挺胸的坐姿;第五,坚持合理的科学饮食;第六,坚持有益的科学锻炼;第七,坚持定期的乳房检查;第八,坚持及时正确的治疗乳房疾病。请看这是我们研究组研发的乳房保健的图文并茂的材料,你回家再好好看看。同时,多学习一些生长发育中的生理知识(给咨询对象青春期发育知识小册子,并再次为咨询对象做生长发育的模具示范)。

C:原来青春期乳房发育是这样的。

P:小王,对青春期发育过程中存在的现象你也了解了,关于你同学对你投来异样的目光,你会怎么做呢?

C:现在我明白了这是正常现象,我心里也不觉得别扭了,我也会和同学好好地沟通交流。

P:小王,你的做法非常对。你的妈妈有你这么一个聪明、可爱、有勇气的孩子会非常骄傲的,在遇到问题时也能做出正确的决定,你非常棒! 在青春期生长发育过程中除了乳房的发育外,你还知道哪些其他的生长发育特征吗?

C:陈医生,我知道还有月经。

P:非常棒! 一般女孩在 13 岁左右就会有月经初潮了。

C:陈医生,我 10 岁时就有月经了,那为什么我的月经来潮这么早呢? 是不是有什么重病啊?

P:小王,你不要着急。当今社会的发展及人民生活水平的提高,儿童的营养状态都很好,所以你们的发育都提前了。

C:陈医生,月经的早晚还会受营养因素的影响吗?

P:月经初潮受身体及精神发育、营养条件等因素的影响会有所不同。

C:那么我的月经提早了,这会不会就是性早熟呢?

P:小王,你是从哪里知道"性早熟"这个词的呢?

C:从同学那里听说的,我也很担心。

P:小王,你能告诉我你对性早熟都有哪些认识吗?

C:性早熟就会使月经提早。

P:非常好,你说得很对。性早熟的女生一般月经初潮会提早,乳房发育也很快,同时对身高也会有影响。

C:陈医生,一般女生在哪个年龄段月经来潮才算正常呢?

P:一般青春期女孩出现初潮的平均年龄为 13~14 岁,过早或过迟都应该及时去医院进行检查。

C:陈医生,我 10 岁就来月经了,是不是性早熟呢?

P:小王,你不要太紧张,现在青春期的年龄在提前。必要时你可以让妈妈陪你一起去医院做检查,让权威的专家诊断出原因,以便采取对策。

C：好的，陈医生。

（三）瑞迪框架阶段三：让咨询对象做出知情、自主、自愿和可行的决定

1. 明确咨询对象通过咨询，需要做出哪些决定。

2. 明确咨询对象对每一个决定的可能选择。

3. 权衡每一个选择的利弊和后果。

4. 让咨询对象做出知情、自主、自愿和可行的决定（必要时给予帮助）。

P：经过我们的讨论，你对学龄期及青春期发育的知识也都了解了，接下来你知道该怎么做了吗？

C：嗯，我决定要让我妈妈带我去医院做相关检查，了解自己的身体状况。

P：(微笑)给你的学龄期及青春期生长发育生理知识小册子，你有空要多学习和阅读，那里有很多你想要了解的各阶段生长发育的生理知识。你也可以和你的同学们分享。

C：我知道了(这时咨询对象皱起了眉头)。

P：小王，刚才我们讨论了女孩的生长发育问题，你还有哪些需要我们继续讨论或者关心的吗？

C：陈医生，我很困惑，为什么我现在开始会想关于性方面的事了？

P：小王，你能告诉我为什么这样的事会让你困惑？

C：晚上睡觉时我都会梦到"糟糕的事"且想用手摸，可是这些事却让我很舒服。

P：小王，你知道这是什么现象吗？

C：不知道，陈医生。

P：性梦和手淫是学龄期及青春期儿童生长发育性成熟的一种生理表现。

C:陈医生,性梦对我们身体是不是有伤害? 有时候我也很后悔。

P:小王,你能告诉我你多久会发生一次呢?

C:每周会有一次,手淫会多一点。

P:小王,作为生殖健康咨询师,我想了解一下,这些性行为你和其他人有发生过吗? 比如你的男性朋友。

C:(脸红)没有。

P:小王,你不要紧张。我和你讨论这些特别隐私的话题,目的是帮你排除你可能存在的风险,以及分析问题的原因和可能的结果。我和每一位来到这里的同学都会讨论相关的话题。(用问题树的方法给小王讲解了手淫可能的原因和后果、利与弊)小王,你知道吗? 手淫是学龄期及青春期儿童发现和逐渐了解自己身体和情感的一种方式,但不能过于频繁和过度。很多和你同年龄的儿童都会有这样的现象发生,你不必感到害怕和紧张。

C:我明白了,陈医生。

P:你可以多参加一些户外活动,这也有利于你的健康,通过丰富多彩的业余生活可以把多余的能量化解,把更多的精力集中到学习和业余生活中。

C:好的,我比较喜欢运动,喜欢跑步和游泳,我决定每周日都去锻炼身体。

P:好的。经过我们俩的讨论,我明白了你已经做了以下7个方面的决定:

1. 穿戴适合自己尺寸的棉质内衣,从而有利于乳房的正常发育。

2. 多学习生长发育知识(回去后学习生殖健康咨询室免费发放的小册子)来解除困惑。

3. 当乳头出现痛痒时,保持清洁与卫生,不随意挤弄乳房,做好正确的乳房日常保健。

4. 与家人、朋友、同学及其老师做好沟通。

5. 对于性成熟问题,必要时可去专科医院进行相关检查,让权威的专家诊断出原因,以便及时采取对策。

6. 正确认识学龄期及青春期生长发育过程中存在的性困惑和性恐惧,学习掌握健康、正确、足够的性知识,树立正确的性健康观念。

7. 适当进行户外运动,以解除心理压力,把多余的精力用在大汗淋漓的运动中,也有利于拥有一个健康的身体。小王,你是这样决定的吗?

C:是的,陈医生。

(四) 瑞迪框架阶段四: 制订执行决定的具体和可行的计划

1. 制订一个执行这些决定的明确、具体和可行的计划,并为咨询对象提供相关的信息,实施决定。

2. 明确咨询对象执行这些决定所需要的技巧。

3. 必要时,在生殖健康咨询师的指导下练习这些技巧。

4. 制订明确、具体和可行的随访计划。

P:小王,就我们刚才所说的 7 个决定,你还需要对每一个决定的实施制订一个详细且具体可行的计划。第一,穿戴适合你乳房尺寸的内衣,应该是 M 号 A 罩杯的棉质内衣,对吧?

C:是的。

P:第二,多学习有关性教育及生长发育的知识,可以解除困惑。若有任何相关的问题,可以随时联系我讨论。

C:好的。

P:我们讨论了生长发育和性教育问题,你还有需要和我讨论的问题吗?

C:您送我的这些书我可以给妈妈和同学们看吗? 他们会不会不高兴我看这些书呢?

P:不会的。如果你觉得紧张,我可以和你进行一个角色扮演,看看如何与妈妈、老师、同学进行讨论,好吗?

(接下来,与咨询对象分别进行了和老师、家长、同学不同的角色扮演)。

P:小王,你现在明白怎样和他们进行交流了吗?

C:明白了。

P:第三,当乳头出现痛痒时,要保持乳房的清洁与卫生,比如每天都用温水清洗乳头,绝对不可以挤弄乳房,做好正确的乳房日常保健。请看,这是乳房自我保健的示意图(出示乳房保健示意图),你按照指示做就可以了。

C:好的(看了示意图),这个一定要按照顺时针对乳房进行按摩吗?

P:是的。第四,和家人,特别是与妈妈进行沟通学龄期及青春期生长发育的问题非常重要。妈妈发现你长大了,也一定会非常高兴的。

C:我和朋友、同学还有老师沟通时,我还是会有些紧张怎么办呢?

P:我的建议是暂时不和他们交流,先把和妈妈的交流做好。

C:好的,我明白了。说不定妈妈也可以为我出主意,教我怎样和同学及老师们交流呢。

P:看你高兴的样子,你的妈妈也一定是位非常好沟通的母亲。

C:是的。下一个问题呢?

P:第五,对于你自己认为可能有性成熟问题,建议让妈妈陪你去专科医院做相关的检查,让权威的专家做出诊断,好吗?

C:好的。有结果我一定会找您看的。

P:好的。你可以把和妈妈的交流情况、乳房保健情况,以及在医院的检查情况等,随时通过电话、微信及短信联系我。

C:(开心地笑)陈医生,告诉我下一个吧。

P:小王,你是一个做事非常认真的人,经过我们的讨论,一定可以解决所有的问题。第六,生长发育过程中的态度问题。有了知识就会改变一些理念和态度,从而改变不利于生长发育的行为,就可以消除性困惑和恐惧了。这就是国际和国内所倡导的 KAP 或 KAPC 理论。

C:什么是 KAP 和 KAPC?

P:K 就是 knowledge(知识),A 就是 attitude(态度),P 就是 practice(行为改变),C 就是 condition(状态条件)。我们做的这一切就是为了改变我们不良的、不适宜生长发育的行为。

C:我已经非常明白了。

P:第七,适当进行户外运动,比如每周日去游泳,若周日由于各种各样的原因没有去游泳,我们该这么办?

C:我就在当天或次日走路 1 小时,或者慢跑步 1 小时补上。做到您讲的大汗淋漓,拥有一个健康的身体。

P:好的,小王。下次我们可以预约好时间再来回访,你可以把你遇到的问题及困难反馈给我,我会给你解决方案和帮助的。这是我的电话号码,你有什么需要我帮助的,可以随时打电话给我,好吗?

C:知道了,陈医生,谢谢您。

P:不客气,我们下次再见!

【单项选择题】

1. 在瑞迪框架阶段一的"营造和谐氛围"中,下列不包括的是

A. 欢迎咨询对象　　　　　　B. 做介绍

C. 必须引入性话题　　　　　D. 承诺保密

2. 在本案例中,咨询师说:"你好,欢迎你来到生殖健康咨询室,有什么需要我帮助你的吗?"这句话重点体现了瑞迪框架的阶段是

A. 探究风险　　　　　　　　B. 营造和谐氛围

C. 做介绍　　　　　　　　　D. 做出决定

3. 生殖健康咨询师告诉咨询对象:"儿童各阶段的生长发育会受到很多因素的影响,如激素的影响,还有遗传、地区、种族、环境因素、营养条件、胖瘦、体育锻炼等多种因素的影响。"这体现了性与生殖健康综合咨询中的理念是

A. 以人为本　　　　　　　　B. 价值中立

C. 坦诚谈性　　　　　　　　D. 综合咨询

4. 在本案例中,生殖健康咨询师讲道:"你能来生殖健康咨询室寻求帮助,说明你对自己健康的关注。请放心,我们一起努力渡过难关。"这两句话主要反映了生殖健康咨询师对咨询对象的

A. 先赞扬,后鼓励　　　　　B. 先鼓励,后赞扬

C. 批评　　　　　　　　　　D. 来对地方了

5. 在本案例中,生殖健康咨询师讲道:"我想了解下,你认为乳房疼痛造成的原因会有哪些呢?"这句话说明了生殖健康咨询师想要重点评估咨询对象有关乳房发育的

A. 态度　　　B. 知识　　　C. 行为　　　　D. 保健

【多项选择题】

1. 在本案例中,生殖健康咨询师讲道:"没关系的(微笑)。我是生殖健康咨询师,我姓陈。这是我的国家级生殖健康咨询师职业资格证书。我们咨询室是本区域唯一的国家级生殖健康咨询室。这里每天都会接触到同你年龄相仿的儿童前来咨询,我们一定会为你保密的,这是生殖健康咨询师的准则,也是生殖健康咨询室的要求,不用担心,请进来吧(关门)。"这段话体现了性与生殖健康咨询中的

A. 尊重咨询对象,欢迎咨询对象

B. 做介绍,介绍自己,介绍服务机构

C. 引入了性话题,并进行了探究

D. 承诺了保密

2. 在本案例中,生殖健康咨询师针对小王乳房发育的担忧,介绍了女性乳房的发育。下列说法正确的是

A. 女孩乳房平均在 10 岁左右开始发育,大体上是 10~11 岁乳房开始隆起,并出现乳晕

B. 12~13 岁整个乳房的腺体和乳晕会进一步发育

C. 13~14 岁乳晕区的腺体进一步发育,在膨胀的乳房上突出,乳房明显高出胸部

D. 15~16 岁乳头大而突出,乳晕略凹陷,乳房变成熟,线条丰满清晰

3. 在本案例中,生殖健康咨询师在提问咨询对象时问道:"你能告诉我你什么时候出现的乳房疼痛呢?""你采取了哪些措施?"并告知生殖健康对象:"许多女孩每次月经来临前或月经期间都会出现一侧或两侧乳房胀痛,由于乳房的

生长和发育直接受卵巢分泌的雌激素和孕激素的影响。小王,你知道雌激素和孕激素的作用吗?"又告知咨询对象:"雌激素可使乳腺管发育,而孕激素和雌激素的协同作用又使乳房的腺泡发育更加完善,尤其是跨入学龄期及青春期的女孩,其乳房对血液中激素水平的周期性波动极为敏感。"生殖健康咨询师主要完成了下列的活动是

　　A. 评估了咨询对象的相关知识

　　B. 咨询对象知识不够时,提供了及时、正确、针对性强和个性化的知识

　　C. 没有采用咨询对象通俗易懂的语言

　　D. 评估了咨询对象相关的行为

　　4. 针对咨询对象的乳房发育困惑,生殖健康咨询师提出了乳房保健的"八大坚持"的建议,其中包括

　　A. 坚持拒绝穿紧身内衣

　　B. 坚持穿戴合适的胸罩

　　C. 坚持保持乳房的卫生

　　D. 坚持及时正确地治疗乳房疾病

　　5. 在本案例中,生殖健康咨询师帮助咨询对象制订了具体和可行的计划是

　　A. 以咨询对象为中心,共制订了7个计划

　　B. 制订明确具体和可行的计划

　　C. 确保执行计划符合服务对象的实际情况

　　D. 帮助咨询对象树立解决问题的信心和勇气

单项选择题参考答案:1.C;2.B;3.D;4.A;5.B

多项选择题参考答案:1.ABD;2.ABCD;3.ABCD;4.ABCD;

5.ABCD

**案例5：经期不适案例咨询
（策略式咨询）**

【**案例问题**】田某，女，12岁。"我月经总是不规律，还会有肚子痛和乳房痛现象。特别是在考试的前后，月经不是提前就是推后"。根据田某的描述，发现导致其症状的主要原因有：①考试压力大，导致其精神紧张，从而出现月经推迟的现象。精神过度紧张，以及兴奋、悲愤、忧伤、气恼、失恋等异常情绪，都可能会导致月经提前或推迟，其中以推迟者居多。这种情况往往会出现乳房胀痛、心烦意乱、郁闷不舒等症状。轻者可以给予心理安慰，不必治疗。若月经一直推迟，可以服用一些中成药进行调理。②经过临床检查发现，多囊卵巢综合征、内分泌失调这些因素也会导致月经异常。在得到生殖健康咨询师的咨询后，田某释放了压力，并转诊到专科医院进行治疗。腹痛、乳房痛及心情差等症状也都得到了全面改善。

据田某讲，他们学校的很多同学都有月经失调的情况，特别想请生殖健康咨询师到学校开办讲座和咨询。

生殖健康咨询师告诉同学们，月经异常的主要原因有：①精神紧张。②内分泌失调。③过度减肥。④错误地服用避孕药。⑤手术，如宫腔镜手术、人工流产手术等均能引起宫颈粘连而致经血瘀留，从而使月经推迟。⑥不安全性行为导致的意外妊娠，可以导致月经推迟。⑦慢性疾病导致的月经推迟，如常见的有慢性肝炎、肺结核、肿瘤、甲状腺功能减退等慢性疾病，常常会因营养缺乏而导致月经推迟。建议同学们多多关注自己的身体健康、心理健康和社会适应能力。同学们表示听了讲座后受益匪浅，现在大家有问题都愿意和生殖健康咨询师交流。

案例6：经期不适案例咨询
（对话式咨询）

【**角色说明**】P代表服务人员；C代表咨询对象。

【**案例问题**】女孩，12岁，小学五年级学生。月经期间总有不适感，特来生殖健康咨询室寻求帮助。在服务人员的指导下，她决心逐步改掉不良的生活习惯。

P：早上好，很高兴见到你（邀请咨询对象坐到对面，并递上一杯水）。

C：早上好。

P：你应该是一名学生吧？请问我有什么能帮忙的呢？

C：对的，我是学生。我每个月的那几天总是觉得肚子不舒服。

P：你能来到这里寻求解决问题的方法，这样很好。你说的那几天是指月经期吗？

C：是的。肚子不舒服是有什么严重问题吗？

P：现在很难说，我需要了解一些你的情况，才能准确地回答这个问题。

C：月经期每次都有血块，而且有的时候很痛（一边说着，一边做出痛苦的表情）。

P：有多痛呢？需要吃止痛药吗？

C：大多数时候疼痛能忍受，但偶尔也有几次痛到需要吃止痛药。

P：这种情况是从什么时候开始的呢？

C：月经刚来的时候就这样了。

P：你有没有问过你的母亲是不是她也有过这样的症状？

C：不知道，我想问都不知道去哪儿问。

P:不好意思,冒昧地问下,你平时跟谁一起生活呢?

C:爷爷、奶奶,他们俩对我最好了。

P:非常抱歉,请问你经期会吃冷饮之类的食品吗?

C:吃呀,只要天气不是很冷,我还经常洗冷水澡。

P:你这个习惯不太好。

C:我知道不好,可是我很享受这样的过程。

P:建议你改掉这些不良习惯。你的月经不调、痛经可能与这些不良习惯有关系,你现在还年轻不觉得有问题,如果一直这样下去,可能以后会影响到你的家庭生活,这些都是有科学依据的。我来给你讲解一下女性的生理结构(利用模具悉心讲解)。这是有关学龄期及青春期生长发育保健的资料,希望你回去之后可以多看看,有什么不明白的地方也可以回来问我。

C:好的(接过材料后准备离开)。

P:(再次叮嘱)经期时需要注意保暖,少吃凉的食物。

【单项选择题】

1. 在谈到什么年龄是青春期时,以下选项最合适的是

A. 10~20 岁　　B. 8~13 岁　　C. 10~13 岁　　D. 13~18 岁

2. 下列说法是正确的解释是

A. 女孩经常会肚子痛

B. 着凉就会肚子痛

C. 生气时会肚子痛

D. 月经期或前后女性下腹疼痛称为痛经

3. 在咨询刚刚开始时,咨询对象可能会比较紧张、拘束,可以选用的缓解方式是

A. 封闭性问题提问　　　　　B. 非限制性问题提问

C. 开放性问题提问　　　　　D. 诱导性问题提问

4. 确定咨询对象的深层次需求,帮助咨询对象满足这些需求,做出相关决定,指出了瑞迪框架应该

A. 不可以随便谈性　　　　　B. 代替咨询对象做出决定

C. 进行道德评判　　　　　　D. 以咨询对象为中心

5. 下列问题不属于封闭性问题的是

A. 你应该是一名学生吧?

B. 你平时跟谁一起生活呢?

C. 你多大年龄?

D. 你最后一次月经是什么时候?

【多项选择题】

1. 你认为生殖健康咨询师应该提出的有关青春期生长发育的答案是

A. 从发育到成熟　　　　　　B. 第一次来月经

C. 有阴毛出现　　　　　　　D. 乳房发育

2. 引起痛经的因素有

A. 经期前列腺素分泌过量　　B. 排卵的刺激

C. 子宫发育不全　　　　　　D. 子宫内膜异位症

3. 在瑞迪框架的步骤中,包括的要点有

A. 营造和谐氛围

B. 探究深层次的需求和社会背景等

C. 让咨询对象自己做出知情、自主、自愿和可行的决定

D. 保持良好的人际关系

4. 以下属于有效提问技巧的是

A. 使用友好的语调　　　　B. 使用咨询对象理解的语言

C. 用"为什么"提问　　　　D. 一次只问一个主要问题

5. 下列现象属于生物学特征的是

A. 月经来潮　　　　　　　B. 乳房发育

C. 妊娠　　　　　　　　　D. 性交

单项选择题参考答案：1.D；2.D；3.A；4.D；5.B

多项选择题参考答案：1.CD；2.CD；3.ABCD；4.ABD；5.CD

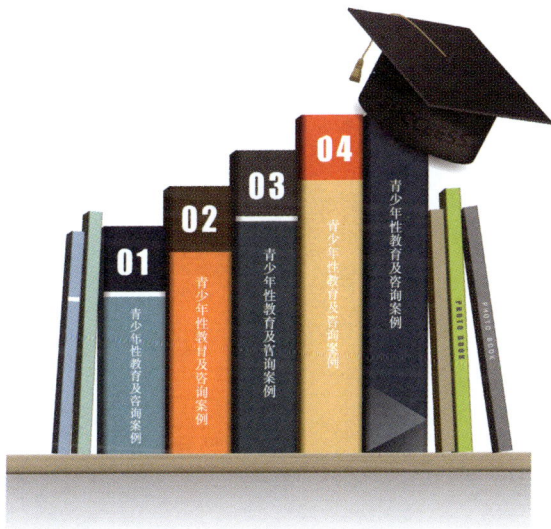

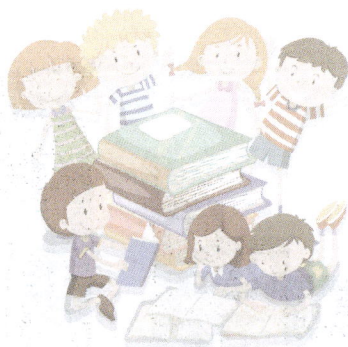

参考文献

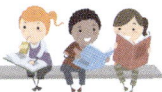

1. 武俊青,杨爱平.生殖道感染与性病艾滋病综合咨询.上海:上海科学技术出版社,2015.

2. 国家卫生计生委人事司、国家卫生计生委能力建设和继续教育中心.生殖健康咨询师 国家职业资格培训教程:基础知识(3级).北京:中国人口出版社,2017.

3. 国家卫生计生委人事司、国家卫生计生委能力建设和继续教育中心.生殖健康咨询师 国家职业资格培训教程:咨询技能(3级).北京:中国人口出版社,2017.

4. 国家卫生计生委人事司、国家卫生计生委能力建设和继续教育中心.生殖健康咨询师 国家职业资格培训教程:基础知识(4~5级).北京:中国人口出版社,2017.

5. 国家卫生计生委人事司、国家卫生计生委能力建设和继续教育中心.生殖健康咨询师 国家职业资格培训教程:咨询技能(4~5级).北京:中国人口出版社,2017.

6. 武俊青,李玉艳,史远明,等.性与生殖健康咨询.北京:中国中央广播电视大学出版社,2012.

7. 李娟,谢小莲,刘尚红,等.儿童青少年膳食知识水平及饮食模式与超重肥胖的关系.中国学校卫生,2018,39(11):

1609-1612.

8. ANDREW D MARSH,MOISE MUZIGABA,THERESA DIAZ,et al.Effective coverage measurement in maternal, newborn,child,and adolescent health and nutrition:progress, future prospects,and implications for quality health systems. Elsevier Ltd,2020,8(5):730-736.

9. 杨炯贤,闫洁.儿童青少年肥胖的营养治疗策略.食品科学技术学报,2020,38(02):14-19.

10. 张丹,李晓南.儿童青少年肥胖干预方法研究新进展.中国儿童保健杂志,2020,28(2):156-160.

11. 王立,苏喆,王强,等.深圳市6~16岁儿童青春期性发育现况调查.中国儿童保健杂志,2020,28(4):456-459.

12. 周锦阳.如何自主克服青春期发育心理问题.科技风, 2018,6:36-37.

13. 周贤伟,王宁,张树成,等.1980~2013年我国青少年首次遗精年龄变化的系统分析.中华临床医师杂志(电子版), 2016,10(21):3228-3233.

14. 郭盛,李嫔.营养与青春期性发育.中国中西医结合儿科学,2016,8(03):249-252.

15. 武俊青,李玉艳.青春期发育过快的生殖健康咨询案例.中国计划生育和妇产科,2016,8(04):75-76.

16. 罗交,陈燕容,段若男,等.女孩青春期启动及发育趋势分析.卫生研究,2015,44(06):1013-1018.

17. 罗交,唐宇帆,段若男,等.男生青春期启动及发育趋势.中国学校卫生,2015,36(11):1756-1760.

18. 殷威,毛月燕,曹兰芳.超重肥胖女童 GnRH 激发试验 LH 峰值及其与性早熟的关系研究.中国妇幼保健,2020,35 (22):4266-4268.

19. 钱莹.肥胖合并性早熟女童糖脂代谢指标与性激素水平分析.中国妇幼保健,2020,35(12):2250-2252.

20. 杨小琳.肥胖儿童血糖、血脂代谢指标特征及其和性早熟的相关性分析.中国社区医师,2020,36(17):77-78.